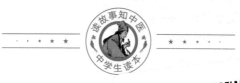

中草药的美丽传说

主 编　张　明　郑　心

编　委（以姓氏笔画为序）

王　凡　巴元明　朱冬胜　杜东玲　杨法根

何渝煦　张若平　陈筱云　赵　红　贾跃进

郭蓉娟　梁永林　谢沛霖

中国中医药出版社

·北　京·

图书在版编目（CIP）数据

中草药的美丽传说/张明，郑心主编 . —北京：
中国中医药出版社，2018.1
（读故事知中医·中学生读本）
ISBN 978-7-5132-4527-2

Ⅰ . ①中… Ⅱ . ①张… ②郑… Ⅲ . ①中草药—青少
年读物 Ⅳ . ① R28-49

中国版本图书馆 CIP 数据核字 (2017) 第 250893 号

中国中医药出版社出版

北京市朝阳区北三环东路 28 号易亨大厦 16 层
邮政编码　100013
传真　010-64405750
河北仁润印刷有限公司印刷
各地新华书店经销

开本　880×1230　1/32　印张 6.75　字数 94 千字
2018 年 1 月第 1 版　2018 年 1 月第 1 次印刷
书号　ISBN 978 - 7 - 5132 - 4527 - 2

定价　26.00 元
网址　www.cptcm.com

社 长 热 线　010-64405720
购 书 热 线　010-89535836
维 权 打 假　010-64405753

微信服务号　**zgzyycbs**
微商城网址　**https://kdt.im/LIdUGr**
官方微博　**http://e.weibo.com/cptcm**
天猫旗舰店网址　**https://zgzyycbs.tmall.com**

如有印装质量问题请与本社出版部联系（010-64405510）

《读故事知中医·中学生读本》
丛书编委会

主　审　孙光荣　王国辰

总主编　何清湖

编　委（以姓氏笔画为序）

于国泳	马　波	马恰怡	王　凡	王　洪
王　健	王文举	王伟明	王国玮	王绍洁
王路林	王锡民	尹　艳	巴元明	邓玉萍
邓旭光	艾　静	付中原	冯国湘	朱　吉
朱　林	朱　嵘	朱可奇	朱冬胜	朱爱松
刘文华	刘百祥	刘振权	刘喜德	刘富林
江顺奎	江国荣	汤　军	许雄伟	孙相如
孙贵香	杜东玲	李　昊	李　莉	李伟伟
李劲松	李晓屏	李铁浪	李新华	李燕平
杨法根	杨俊丽	肖　伟	肖丽春	吴　节

吴天敏　吴若飞　吴素玲　邱建文　何光宏

何渝煦　余　茜　余尚贞　谷井文　汪栋材

沈红权　迟莉丽　张　红　张　明　张　晋

张文安　张立祥　张若平　张松兴　张树峰

张晓天　张晓阳　张冀东　陆　敏　陈　洪

陈　燕　陈运中　陈其华　陈实成　陈筱云

武　忠　范　恒　范慧敏　林晓洁　林嬿钊

欧江琴　周大勇　郑　心　练建红　项凤梅

赵　红　赵红兵　胡　真　柳　静　闻新丽

姜丽娟　姜劲挺　袁　斌　贾　杨　贾军峰

贾跃进　顾军花　倪京丽　徐　红　凌江红

高昌杰　郭　红　郭　健　郭文海　郭艳幸

郭海英　郭蓉娟　黄　谷　黄　彬　黄飞华

黄金元　曹　森　龚少愚　崔　瑛　麻春杰

商洪涛　梁永林　梁兴伦　彭　进　彭　锐

彭玉清　董　波　董健强　蒋茂剑　韩　平

韩春勇　韩冠先　谢　胜　谢沛霖　熊振芳

樊东升　德格吉日呼　潘跃红　霍莉莉

戴淑青　魏一苇　魏孟玲　魏联杰

前　言

中医药是我国宝贵的文化遗产，是打开中华文明宝库的金钥匙。它既是致力于防病治病的医学科学，又是充分体现中国传统人文哲学思想的文化瑰宝。中医药的两大特色是整体观念和辨证论治，强调天人合一，形神合一，藏象合一，其所提出的"治未病"等防病治病的理念更是越来越受到国内外的重视。进一步传承、保护、弘扬和发展中医药，使更多当代学生了解、认可和传播中医药，使中医药随着时代发展永葆生机。这不仅对于中华文化的传承、繁荣以及中华民族的伟大复兴具有极为重要的意义，更是我们每一位中医人的责任。

身心健康和体魄强健是青少年成长学习，实现梦想，以及为祖国和人民服务的基本前提。青少年拥有健康的体魄，民族就有兴旺的源泉，国家发展就有强盛的根基。但是，目前学校、社会对于学生的健康教育和思想教育的重视程度还有待进一步提高。中医药作为中国传统文化的重要载体，对于传授医药健康知识、提升青少年传统文化素养等具有重要的意义。然而，值得指出的是，由于社会环境观念的转变，当代青少年接触中国传统医药学较少，对中医药文化知识缺乏了解，甚至由于目前市场上出现的一些良莠不齐的中医药宣传读物而导致他们对中国传统医学产生误解。正是在这样的背景下，我们编纂《读故事知中医·中学生读本》系列丛书，希望能使更多的青少年了解中医药，喜爱中医药，传承中医药，传播中医药，同时通过学习这些中医药小知识提高自己对于健康和疾病的认识，进一步强壮青少年一代的身体素质。

本系列丛书立足于向青少年传播中医药知识和文化，通过生动讲述一篇篇精挑细选的中医古文经典，追随古代医家的行医历程，能够让青少年感受华佗、张仲景等名家大医救死扶伤、拯济天下苍生的医德精神；通过细致讲述一则则关于中草药的美丽传说，介绍各地盛产的道地中药，能够让青少年领略祖国山河的富饶辽阔和中药的多姿多彩；通过深入浅出地介绍一个个常见疾病，分析如何运用中医药治疗感冒、发烧、青春痘、肥胖症等，能够让青少年对中医有系统的了解，掌握一些防治疾病的中医药基础知识。

愿本丛书能帮助诸位同学丰富阅历，开阔眼界，健康身心，茁壮成长！能帮助中医学走进校园，走近青少年，走入千家万户！

何清湖

2017 年 9 月 1 日

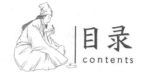

目录
contents

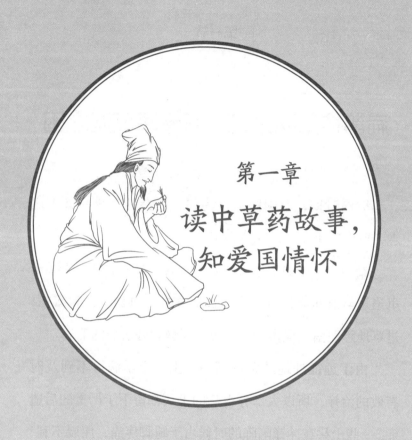

第一章

读中草药故事，
知爱国情怀

第一节

扁鹊徒弟赐秦艽，解秦军风湿之困

战国时期，秦国国力最为强盛，秦王有统一天下之志，所以常年发兵，征战各国。

秦国本属于关中地区，属于气候干燥的北方，士兵千里迢迢奔赴东南地区，常年征战在外，再加上风餐露宿，过草地蹚泥沼，很多士兵都患了腿痛、膝盖痛的毛病。

由于远征外地的条件简陋，士兵患了病得不到及时有效的治疗，所以大部分得病的士兵都留下了严重的后遗症。一些士兵在冲锋陷阵的时候由于腿脚疼痛，屈展不利，出现失误被敌军斩杀。

风湿疼痛影响了军队的战斗力，更间接威胁着每一个人的生命。有一位随部队征战的年轻军医，看着自己的袍泽兄弟一个个因为腿脚不便而被对方杀死，心里十分沉痛，自责没有解决的办法，于是他暗下决心要找到治病良药。

一路上不知道尝了多少种药，遭遇过多少困难，都没能打消他找药的决心。一连数月都未能找到合适的草药，他身心俱疲，但是一想到那些正在遭受病痛的百姓和士兵，他就又继续踏上寻药之路。

一日，在寻药途中，他遇到一位白头发白胡子的老者，老者看上去百十来岁了，但是仍然面色红润，即使全身负重也能健步如飞。年轻军医知道此人不是一般人，于是便上去请教，这才知老者是名医扁鹊的徒弟。

军医无比敬慕，于是便拜老者为师，学扁鹊之术。随老者学习一段时间之后，年轻的军医问道："师父，我在军营中和路上遇到很多腿痛、膝盖痛的患者，但是苦于无药治疗，请问师父，治疗这个病可有良方？"

老者随手指着路边的一株草说："这种草能治疗你说的腿疾，你多采些去给百姓治病吧！"

说完便从怀中拿出一本帛书交到他的手中说："这是

扁鹊先师留给我的医籍，我已经老了，不能像以前那样游走四方为百姓治病了，你拿去好好学习。你跟随我学习了这么长的时间，我已无可教你的东西了，记得为医者不得以已之医术为求财之本，当以除却天下百姓之病痛为己任，方可为大医，切记切记！"说完他便骑鹿而去。年轻的军医眼含热泪，向师父离去方向磕了3个响头后便下山去了。

下山后，他按照师父的教诲，教身患腿疾的百姓和士兵自己识药、采药，渐渐地，这些百姓和士兵的腿疾都痊愈了。随后他游历各地给百姓治疗这种腿疾。由于这个药

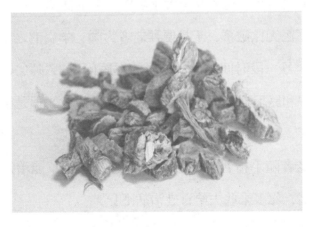

秦艽

材来自秦国，且药材干燥后根茎有皱纹并且交结在一起，所以人们就把这个药材叫作"秦纠"。后来人们叫着叫着，便化音为"秦艽"。

秦艽是治疗风湿痹痛、关节病必不可少的药物，始载于《神农本草经》，被列为中品，"秦艽主寒热邪气，寒湿风痹，肢节痛，下水，利小便。"李时珍指出："秦艽出秦中，以根作罗纹相交者为佳，故名秦艽、秦纠。"

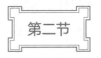

第二节

路路通为抗倭英雄们立功

"路路通"，同学们如果初听这个名字，会以为它是一个与交通有关的什么软件，其实它是一味中药，是植物枫香树的干燥成熟果序，在冬季果实成熟后采收，除去杂质，干燥后便可以入药。

中医认为，人体津液运行也是遵循一定的水道，水道不通津液就会运行不畅，造成水湿内停，引起身体内风湿痹痛、水肿等。而"路路通"正如它的名字一样，具有利水通经的功效，可以使身体内的水道通畅，让停滞的津液重新焕发活力。

关于路路通，在历史上还有一则故事。话说明朝嘉靖年间，倭寇经常大举进犯我国东南沿海各省，在沿海地带烧杀抢掠，无恶不作，极大地扰乱了我国沿海居民的生活和劳作。

为了解决倭寇之乱，民族抗倭英雄戚继光在浙江义乌招募当地的农民和矿工成立了"戚家军"。"戚家军"纪律严明，作战勇猛，战功卓著，深受当地百姓的爱戴。此后10年间，"戚家军"征战东南沿海各省，百战百胜，令倭寇闻风丧胆，不敢再进犯东南沿海各省份。

在抗击倭寇，为国争光的同时，戚家军的战士们也付出了代价。因为东南沿海多为丘陵沼泽之地，湿气很重，加上战士们常年征战在外，风餐露宿，所以很多士兵都患了风湿性关节病，严重影响了日常的生活和训练。

看着士兵们训练水平一天天下降，这可急坏了统兵的戚继光，虽然请了当地众多名医来兵营商议治病之法，但是大夫说，这是因为当地水土环境造成的，无法根治。即便今日用药可以缓解症状，以后再下水肯定再犯。

但是士兵的义务就是训练打仗，作为著名将领，戚继光深知士兵训练水平的下滑，将直接导致部队战斗力的下降，在作战时不仅会打败仗，更重要的是会有更多年轻的士兵因此丢掉性命。看到这些，戚继光茶饭不思，整日唉声叹气。

这件事传到百姓耳中，百姓心疼这些保家卫国的年轻士兵，便纷纷自发思考解决办法。其中有一老农在孙子的陪同下，来到戚继光的军营，要面见戚继光将军。老农见到戚将军后，便对满脸愁容的戚继光说："老朽听说戚将军在为军中士兵的关节疼痛犯愁，特前来告诉戚将军一个治疗此疾的方法。"

戚继光恭敬地说："老人家请讲，鄙人愿听其详。"

老农接着说道："老朽世代居住在此，祖上为当地的草医，因此老朽对医学也略知一二。在我们当地有一种树叫枫香树，其树结果，表面灰色，上有多数鸟嘴状针刺，其上有九孔相通，俗称'九孔子'，能疗此疾。将军可命人随老朽去摘此果，在军中以火焚之，让士兵闻其烟即可痊愈。"

戚继光闻此兴奋不已，随即便亲自带人跟随老农去采摘九孔子。采摘后，戚继光便命士兵列队站好，在军营中焚烧九孔子，军中顿时烟雾弥漫，有掩鼻者便会被戚继光怒斥。

此后，每天早上操练前和睡觉前都会在军营中焚烧九孔子，军中士兵关节疼痛肿胀的症状慢慢地消失了，训练也越来越有热情了。看到这些，戚继光喜上眉梢，往日的愁容一扫而光。戚家军也越战越勇，终于平定了东南沿海各省的倭寇之乱。正因为戚家军用了九孔子，解决了行军困扰，军旅畅通，于是便将此药命名为"路路通"。

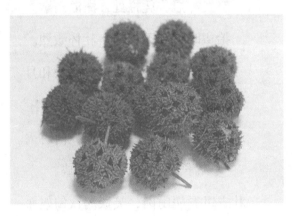

路路通

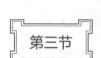

第三节

秦桧毒誓应验，坟头长出秦皮

怒发冲冠，凭栏处，潇潇雨歇。

抬望眼，仰天长啸，壮怀激烈。

三十功名尘与土，八千里路云和月。

莫等闲，白了少年头，空悲切！

靖康耻，犹未雪；臣子恨，何时灭。

驾长车，踏破贺兰山缺。

壮志饥餐胡虏肉，笑谈渴饮匈奴血。

待从头，收拾旧山河，朝天阙！

上面这首岳飞作的表达抗击金兵、收复故土、统一祖国的爱国精神的《满江红》，想必同学们都能背诵如流。

我们在被岳飞精忠报国感动的同时，也悲愤于这样一名爱国将领最终被奸臣秦桧所陷害。

话说，当年皇上曾亲口质问秦桧是否想要害死岳飞。秦桧为了自证清白，矢口否认，并当着天下人立下毒誓，说如果自己有心要害死岳飞的话，就让世世代代的人剥他的皮。

后来在风波亭中，秦桧给岳飞扣上了一个莫须有的罪名，果真将他杀害。老百姓各个悲愤，恨不得食秦桧的肉，喝秦桧的血，一个个伤心得眼睛都哭肿了。

岳飞死后不久，秦桧也死了。后来人们在秦桧的坟上发现了一棵树，这使人们想到了当初秦桧发的毒誓，就以为这棵树是秦桧灵魂的化身。人们想到当年秦桧所发的毒誓，便自发地将这棵树的皮扒回去煮汤喝，没想到这树皮将人们的眼睛治好了。

后来，人们就将这种树皮叫作"秦皮"，也就是现在中药材市场广泛存在的"秦皮"。秦皮清热燥湿，能治疗肝热引起的目赤肿痛，以秦皮熬制的汤汁液清洗眼睛，可以消肿明目。这样想来，也算是秦桧死后给天下人谢罪了。

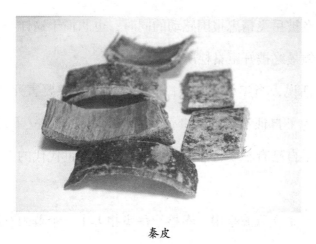

秦皮

第四节

清香荆芥，为国君解忧

荆芥虽然生长于田野，却身有异香，凑近一闻，一股较浓郁的气息清凉扑鼻，让人顿感神清气爽。夏天的时候它是咱们餐桌上的常客，特别是做面条的时候，出锅时放上荆芥，一股独特浓郁的清香味总能让人馋涎欲滴，胃口大开。

据说，常吃荆芥的人还能够年逾古稀而不落齿，故民间又称它为"稳齿菜"。

在中医中，荆芥入药可以祛风解表，治风疹瘙痒。关于它治病的事情，还有一则历史典故。

西周时期，有一个分封的诸侯国，名为项子国。项子国的第十代国君叫曲蜗。公元前 643 年，鲁国在淮与齐侯、宋公、陈侯、卫侯等国君会盟。古代诸侯聚在一起开会，随行都会带军队，以显示国威，而鲁国和齐国的军队就驻扎在项子国。

这可愁坏了项子国的国君曲蜗，因为他国军队在自己国家境内驻扎，就像头上悬了把刀子，万一鲁国和齐国会后赖着不走怎么办，项子国势单力薄，根本无法与之抗衡。为此，曲蜗是饭不思、茶不饮，愁眉不展，最终忧郁成疾。

大臣们虽然多方求医，但都没有大夫能医好国君的疾病。一日，一个肤色黝黑的郎中自称能医，被宣进宫。探视后，这黑脸郎中既不开药，也不扎针，只是取出一撮菜籽，命人撒入御花园中。

说也奇怪，这菜籽撒入土里，无须施肥，顷刻就长出了一片水灵灵的菜苗，味辛清香，郎中称它为荆芥。

就在大家猜测着郎中"葫芦里卖什么药"的时候，郎中命御厨随摘随用，无须烹制，为国君佐餐，并告知说只要进食此菜超过7日，国君之病就可以不治而愈。7日后，国君真如郎中所说，心情也不苦闷了，饭量也日日渐增，令人惊奇。

不久，荆芥传入民间，被老百姓广为种植，成为大家喜爱的食物。当然，通过这个故事我们也要明白一个道理：对于一国之君来讲，没有好的心态，怎么能制定正确的国策？对于学生，没有好的心态，怎么能读书入心，取得佳绩？

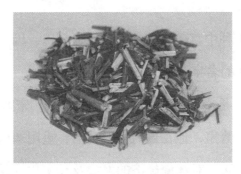

荆芥

第五节

用皇帝名字命名的中草药——刘寄奴

在上千种中草药里，有一味最为特殊，因为只有它是用一位皇帝的名字命名的，它便是刘寄奴。

刘寄奴是南北朝时期宋武帝的小名，宋武帝是历史上杰出的政治家，他在位时整顿吏治，重用寒门，轻徭薄赋，废除苛法，对江南经济的发展及汉文化的保护发扬有重大贡献，被誉为"南朝第一帝"。

大家都知道，在古代直呼皇帝的名号是犯忌讳的，搞不好会招来杀头的祸害。那这味药到底和宋武帝有什么渊源，竟然敢用他的小名当名字？

相传刘寄奴称帝前，曾率兵出征新洲，敌军主力被消灭后，其残余人马逃奔到山林中藏匿。宋武帝带兵追剿，被一条横卧路上的巨蛇挡住去路，于是张弓搭箭射中巨蛇，蛇负伤而逃。

第二天，宋武帝带兵到林中继续搜查敌军残余，听见有人悄悄细语和杵臼之声，便派兵士前去查看。兵士循声走去，只见数名青衣童子正在捣药，兵士正欲举刀杀之，众童子伏地哀求说："我等并非敌兵，只因昨日刘将军射中我主，我主疼痛难忍，故命我等捣药治伤。"

兵士们将此回禀宋武帝。宋武帝感到诧异，本想看个究竟，但走近一看众童子却突然不见了，只见地上有草药数束，遂命兵士将草药带回。依青衣童子所述，将这种草药试敷金疮，甚是灵验，便在军中推广使用。那时，兵士

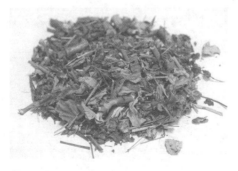

刘寄奴

们不知道这种草药叫什么名字，大家认为是宋武帝射蛇得药，便将此命名为"刘寄奴"。宋武帝体恤士兵，也欣然同意。

自此以后，民间便又多了一味金疮妙药。现在不少治疗跌打损伤的中成药里边都含有刘寄奴这味中药。像平常擦伤、碰伤，我们就可以取 10g 刘寄奴研成粉末，涂在破损处，用纱布包裹，会起到疗伤止血的效果。

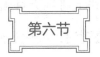

大禹误杀防风，冤魂化作神草

相传在上古时期，中原大地经历了一场历时很久的洪灾，洪水无边无际，淹没了庄稼，淹没了山陵，淹没了房屋，人民流离失所，很多人背井离乡。这个时候一个叫"大禹"的人站出来，扛起了治水的艰巨任务。

为了治水大禹三过家门而不入，花了13年的时间，终于把汹涌的洪水驯服了。

大禹治水成功后，召集天下各路诸侯庆祝。庆功大会开了3天3夜，大家尽情跳舞、唱歌、喝酒，庆祝终于过上了祥和的日子。可是这期间却独没有见"防风氏"的踪影。直到庆功会快结束时，防风氏才气喘吁吁地赶到，大禹觉得很没有面子。

大禹询问防风氏迟到的原因，防风氏说："我接到通知后马上动身，不料路上碰到天目山'出蛟'，苕溪河'泛洪'，水急浪高，无法渡河，故此迟到。"

听闻此借口，大禹大怒，心想我已经把洪水治得服服帖帖，百姓们都在歌颂我的功德，你竟然拿洪水当借口，你防风氏离得最近，可是偏偏你迟到，你不是居功自傲、目无君王是什么？

于是，大禹在盛怒之下下令杀掉了防风氏，以显自己的威势。谁知，防风氏的头颅落地后，好久没见出血，大家惊得目瞪口呆。过了好一会儿，竟有一股白血冲天直喷。

大禹和各路诸侯，十分震惊，这才派人到防风国去察访实情。几天后，察访的人都回来向禹王禀报：防风氏赴会途中，确实遭遇了洪水，防风氏指挥部下打捞落水的百姓，忙得几天饭也没顾得上吃，所以才耽误了会期。

大禹听了知道自己错怪了防风，可是人死不能复生，不知不觉淌下了泪水。

第二年，白血洒落处长满一种伞形羽状小草，后来当地老百姓在治水劳作之时患风寒、头痛发热、周身不适时，用此草煎汤服用获得奇效。老百姓议论纷纷，说这是防风留给他们的神草。为了纪念防风，老百姓就给这种草起名为防风。

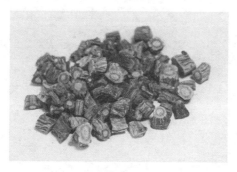

防风

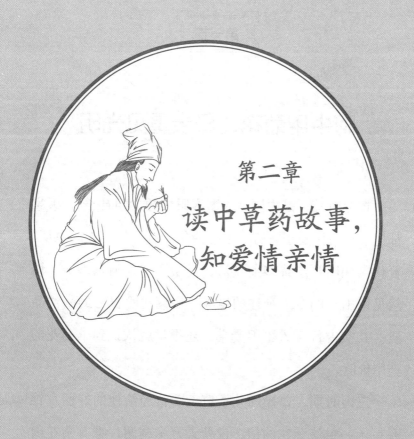

第二章

读中草药故事，
知爱情亲情

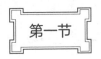

第一节

阿牛用菊花让母亲重见光明

　　梅兰竹菊，是中国文人墨客眼中的"四君子"，大家都把菊花当作安于贫穷、不慕荣华、有骨气的人的象征。晋代陶渊明写了许多菊花诗，描绘了"采菊东篱下，悠然见南山"的令人神往的境界，用菊比喻自己的高洁品质。其实古代文人不但爱菊，还很早就认识到了菊花的药用价值。

　　三国时期，曹操的儿子曹丕，曾经给他的好朋友钟繇写了一封谈菊花的信，说秋天万木凋谢，唯有菊花绚丽多姿，生长茂盛，可见它有天地的真气，是可以令人延年益寿的好东西。中医以此入药，可以清肝明目，清热解毒。

晋代名医陶弘景就赞成人们吃菊花，喝菊花茶，来达到养生的效果。民间很早就有在重阳赏菊花的习俗。

那大家知道重阳节赏菊花习俗的来历吗？相传在很早以前，苏杭运河一带住着一位叫阿牛的农民。阿牛家十分贫穷，他7岁的时候就没了父亲，靠着母亲每日纺织换些微薄的银两艰难度日。

他的母亲因为丧夫，加上生活艰辛，日日哭泣，所以眼睛慢慢被哭坏了，视物模糊。随着阿牛越长越大，日渐感到母亲生活艰辛，就对母亲说："母亲，你眼睛不好，今后不要再日夜纺纱织布，我已经长大，我能养活你！"

于是，阿牛就去了村里财主家做小长工，母子俩苦度光阴。但母亲依然偷偷纺纱，结果母亲的眼病越来越严重，不久竟双目失明了。

阿牛心里十分愧疚，因为他觉得母亲的眼睛是为他而盲，于是暗下决心一定要治好母亲的眼睛。他一边给财主做工，一边起早摸黑开荒种菜，靠卖菜换些钱给母亲求医买药。也不知吃了多少药，母亲的眼病仍不见好转。不过，他的一片孝心，感动了天上的神仙。

一天夜里，阿牛做了一个梦，梦见一个漂亮的仙女来帮他种菜，并告诉他说："沿运河往西数十里，有个天花荡，荡中有一株白色的菊花，能治眼病。但是，这花要九月初九重阳节才开放，到时候你用这花煎汤给你母亲吃，定能治好她的眼病。"

阿牛按着梦中仙女的话等到九月九那天，去天花荡寻找白菊花。可是他找啊找啊，只见天花荡长满了黄菊花，却唯独不见白菊花。不过皇天不负有心人，就在快日落西山的时候，阿牛才在草荡中一个小土墩旁的草丛中找到一株白色的野菊花。

这株白菊花长得很特别，一梗九分枝，眼前只开1朵花，其余8朵含苞待放。阿牛将这株白菊花连根带土挖了回来，移种在自家屋旁，经他浇水护理，不久8枚花朵也陆续绽开，又香又好看。于是他每天采下一朵白菊煎汤给母亲服用。当吃完了第7朵菊花之后，阿牛母亲的眼睛便开始复明了。

白菊花治好阿牛母亲眼睛的消息很快传到了财主家里，财主想把那株神奇的菊花占为己有，便派了几个手下赶到阿牛家强抢那株白菊花，双方一夺一护，结果在推搡中不幸误折断了菊花。财主的手下人见菊花已毁，便径自离去，只留阿牛独自伤心。就在阿牛伤心之余，突然看见上次梦中的那位仙女飘飘然来到了他的身边。

仙女劝他说："阿牛，你的孝心已经有了好报，不要伤心！"

阿牛说："这株菊花救过我的亲人，如今它被折死，叫我如何心安？"

仙女说："这菊花梗子虽然断了，但根还在，她没有死，你只要将根挖出来，移植到另一个地方，就会长出白菊花。"

阿牛问道："姑娘，你是何人，我要好好谢谢你。"

仙女回答说："我是天上的菊花仙子，特来助你，无须报答，你只要按照一首《种菊谣》去做，白菊花定会种活。"

接着菊花仙子念道："三分四平头，五月水淋头，六月甩料头，七八捂墩头，九月滚绣球。"

念完仙女就不见了。

　　仙子的歌谣不是别的意思，正是种植菊花的办法：种白菊要在三月移植，四月掐头，五月多浇水，六月勤施肥，七月八月护好根，这样九月就能开出绣球状的菊花。后来阿牛将种菊的方法教给了村里的穷百姓，种白菊花的人就越来越多了。因为阿牛是九月初九找到这株白菊花的，所以后来人们就将九月九称作菊花节，并形成了赏菊花、品菊花茶、饮菊花酒等风俗。

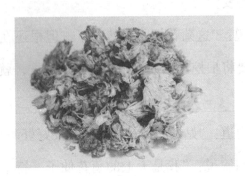

菊花

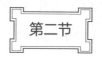

"升麻"医病又牵红线

中医有一个病证，叫"中气下陷"。什么意思呢？就是说，人体的中气不足，平常靠气的升举作用而挂于体内的脏腑器官，会出现下坠的现象，比如脱肛、子宫脱垂及小儿囟陷等。

对治疗这方面病症有一味很好的中药，叫升麻，听它的名字中含有"升"，就知道它具有升举阳气的作用，同时还可以解表透疹。

据传说，升麻起初并不叫升麻，而是叫"竹马"。在很早以前，有一户姓赵的人家，家境贫寒，日子清苦，家中有一个女儿，唤作青梅，漂亮懂事，很小的时候就知道给别人洗点衣服，补贴家用，帮父母分担压力。

屋漏偏逢连夜雨，青梅的母亲得了中气下陷证，主要表现为子宫脱垂，没几天病情加重，家中的境况更加严峻。青梅父女急得像热锅上的蚂蚁，却不知如何是好，青梅每天看着被病魔折磨的母亲非常痛苦。

一天，青梅对双眉紧锁的父亲说："父亲，发愁也没有用，这样吧！我们贴个告示，谁能治好娘的病，我就嫁给他。"

青梅爹十分吃惊："女儿呀，婚姻大事岂能儿戏！"

青梅劝道："家中穷苦，我们没有钱给娘治病。娘劳苦一生，我们可不能让她就这么走了。我已经决定了，不论富贵贫贱，残老鳏丑，只要能治好娘的病，我就嫁给他。"

青梅爹看看女儿，想想日子一贫如洗，别无他法，只得同意了，于是贴出了治病招亲的告示。

等到晚上的时候青梅入睡，梦中一位老神仙找到了她，说："青梅啊，你救母的孝心感动了上苍，玉帝派我告诉你，竹马到来日，洞房花烛时！"

青梅醒来后百思不解其意，洞房花烛就是结婚，竹马到来，竹马是一个人吗？

说来也巧，没过几天，一个穷苦的采药青年，揭下了告示。原因是他也做了和青梅差不多的梦，也是那位老神仙告诉他，他命中注定的结发妻子遇到了困难，让他快上山挖仙药，成就好姻缘，帮助其母脱病。

第二天，他就听说了青梅家治病招亲的事儿。于是，他立刻背上药篓去找老神仙曾说过能治疗子宫脱垂病的竹马。

青年献出了竹马，青梅娘喝了几天用竹马熬的药后，病渐渐地好了起来。这时青梅才醒悟，原来竹马不是人，而是一味能治疗子宫脱垂的良药。眼见面前这位

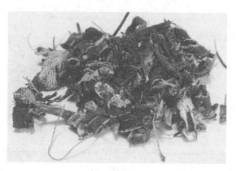

升麻

献药的青年，温文尔雅，相貌堂堂，于是也甘心履行诺言，和那位青年成了亲，从此一家人恩恩爱爱，过着幸福的生活。

人们由此知道了竹马的神奇功效，一传十，十传百，天长日久，竹马被传成了升麻，于是就作为一味中药名传了下来。

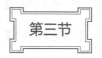

知道母亲情谊的中药"知母"

知母是多年生草本植物，用来入药的是埋于地下的根茎。知母是常用的清热泻火药，性苦寒，有滋阴降火、润燥滑肠的功效。《本草正义》说："知母寒润，止治实火。"

它的名字非常奇特，寓意"知道母亲的情谊"，这其中的缘由主要是一则故事。

相传，从前有一个靠挖药为生的老婆婆，对山里、地里所有草药，她都识得它们的功效，她的这些识药经验是一份宝贵的财富。

老婆婆膝下无儿无女，她不想自己毕生所知都付诸东流，于是打算认一个老实厚道的后生，将自己的本领传授于他，将这份有益于老百姓的识药功夫传承下去。

可是人心隔肚皮，她又如何确认那人是真想找她学本领的呢？于是她决定沿街讨饭，希望能遇见一个可靠的人，了却自己的心愿。

一时间，讨饭老婆婆要认干儿子传授采药本事的消息便在当地传开了。一路上，有不少胸怀异心的人找到她，他们的心思只有一条，那就是学会了认药治病的本事，就能赚取很多钱财。

其中，有一个富家公子找到了她，将她接到家里好生伺候，但十几天过去了，老婆婆一直不开口说草药之事。一天，富家公子终于忍不住了，假惺惺地叫了一声"母亲"，问何时能传授本领。老婆婆回答说再等个三年五载吧。结果这公子气得暴跳如雷，将她赶了出去。

老婆婆走了很远的路，一直没有寻得心仪的人选。一年冬天，老婆婆蹒跚着来到一个偏远山村，因身心憔悴摔倒在一家门外。响声惊动了这家的主人。主人是个年轻樵夫，他看老人可怜就让她住了下来。

日子过得很快，转眼春暖花开，老婆婆要离去，试探着说："老这样住在你家我心里也过意不去，还是让我走吧。"樵夫为了试图劝下，说："您老没有儿女，我也是孤苦一人，不如我认你做干妈，这里就是你的家，你住在自己家里天经地义！"老婆婆感动得流下了眼泪。但她依然不提传药的事情。

就这样两个人在一起生活了3年，3年间樵夫很孝顺老人。转眼，老婆婆已知自己命不久矣，于是对樵夫儿子说："孩子，你背我到山上看看吧！"

于是，樵夫背着老人上了山，当他们来到一片野草丛生的山坡时，老人下地，坐在一块石头上，指着一丛线形叶子、开有白中带紫条纹状花朵的野草说："把它的根挖来。"

樵夫挖出一截黄褐色的草根问："母亲，这是什么？"老人说："这是一种药草，能治肺热咳嗽、身虚发热之类的病。"

随后老婆婆道出了实情，并对樵夫儿子说："孩子，休得怪母亲骗你这么长时间，你可知我为何到今天才教你认药吗？"

樵夫想了想说："妈是想找个老实厚道的人传他认药，怕居心不良的人拿这本事去坑害百姓！"

老太婆点了点头，欣慰孩子能够理解自己的心意。因为刚才所挖的草药没有名字，便将它命名为"知母"，以纪念此事。

这便是知母名字的由来，虽然只是传说，但它却教给我们一个千古不变的道理，那便是医者仁心，对于学习中医的人，一定要把治病救人放在第一位。

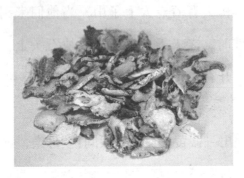

知母

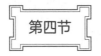

不孝夫妻偷换鱼汤，
误打误撞医好母亲

历史上，鱼腥草一直扮演着药食两用的双重角色，既可以当作野菜佐食，又可以防治疾病。相传春秋时代越王勾践卧薪尝胆、炼意励志之时，曾带领众人择鱼腥草而食之，以充饥度过灾年。

鱼腥草入药，中医认为其味辛，性寒凉，能清热解毒，排脓消肿疗疮，利尿除湿，健胃消食。

很久以前，在一个贫困的村子里，有对不孝夫妻时常虐待双目失明的老母亲。一次，老人患了重病，高热、咳嗽，咳脓血不止，夫妻俩不但赖着不给母亲治病，还怪老人装病。

邻居实在看不下去，便送来一条鱼让他们给久病不愈的母亲补补身子，夫妻俩表面上应许着，背地里却瞒着老人连鱼带汤吃了个精光。

由于怕邻居再来看母亲时自己的丑事露馅儿而影响面子，儿子便到山坡上采来了一种有鱼腥味的野菜，煮了骗母亲说是鱼汤，让母亲喝。善良的母亲信以为真，喝了一碗又一碗，谁知道，母亲的病竟奇迹般地好了。

事后，不孝夫妻用带有鱼腥的野草骗母亲的事情还是败露了，他们受到了全村人的谴责。同时，人们也了解到这种野草的治病功用，因为带有鱼腥味，便将其取名为"鱼腥草"。

现代药理表明，鱼腥草具有抗菌、抗病毒、提高机体免疫力、利尿等作用。在日本，鱼腥草一直受到民众的青睐，是时髦的保健佳蔬，不管是在保健饮品，还是药膳食疗中，都能看到鱼腥草的身影。而且，在日本广岛、长崎遭受原子弹辐射的灾害期间，鱼腥草一直扮演着救命草的角色，在缺医少药和西医医治效果不明显的情况下，当地居民纷纷采集鱼腥草自救。

现代社会，随着人们越来越崇尚自然，追求真朴，鱼腥草成为饭店里的常客，其香气独特，口感别具，非常受大家喜爱。

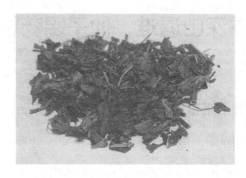

鱼腥草

第五节

樵夫深山遇难，仙子赐药相救

中药射干是植物射干的干燥根茎，味苦，性寒，微毒，能清热解毒，散结消炎，消肿止痛，止咳化痰，临床常用于治疗扁桃腺炎及腰痛等症。《本草纲目》记载："射干能降火，故古方治喉痹咽痛为要药。"

关于射干，还有一个美丽的传说。从前，在衡山脚下，生活着一位靠砍柴为生的樵夫，樵夫家中还有个双眼失明的老母亲需要供养，生活过得十分艰难。

有年夏天，樵夫砍柴淋雨不幸患了感冒，咽喉疼痛，全身无力。但樵夫是家里的顶梁柱，他一连几天没有去山里砍柴，家里就无米下锅。樵夫是远近闻名的大孝子，宁愿自己饿死，也不愿让母亲饿一点，于是他拖着病重的身子从邻居家里借来一碗米煮粥给母亲吃，然后自己拿起斧头，挣扎着继续上山砍柴。

衡山的山谷深处有一口清澈的山泉，乡间传说泉水旁边住着一位美丽善良的蝴蝶仙子。仙子天天都给泉边的花草浇水，因此，泉边的花草都比其他地方的要漂亮茂盛很多，但是关于蝴蝶仙子，谁也没有真正看见。

这天，病重的樵夫砍柴路上竟然误打误撞来到了泉边，由于身体虚弱，加之几天没有吃饭，便晕倒在泉边。等他再次醒来的时候，发现自己躺在万花丛中，旁边有很多非常漂亮像蝴蝶的花朵。

由于饥饿难耐，樵夫也顾不得有毒无毒，抓起几株花连根拔起，便塞进嘴里咀嚼了起来。这花的味道虽然苦涩，但吃过后有股甜甜的感觉，嗓子有种清凉感。没过多久，樵夫的嗓子好了很多，精神也比之前要好，于是他又吃了一株，之后他的嗓子和感冒就完全好了。这时蝴蝶仙子来到他的身边，告诉他这种花叫射干，能治疗咽喉疼痛。

樵夫十分感谢蝴蝶仙子赐治病的良药，由于担心家中的老母亲，道谢后便急着回去。仙子被他的孝心所动，便将射干的种子送给他，并告诉他种植的办法。

　　樵夫回去后，按着蝴蝶仙子教的办法种植了许多射干，樵夫不仅免费施予乡亲们，还毫不保留地教会了乡亲们怎么种植这些草药。从此，樵夫和乡亲们靠这些草药，过上了衣食无忧的生活。

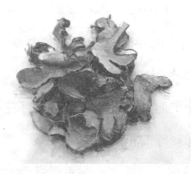

射干

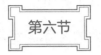

美丽贤惠的香薷姑娘为爱殉情

在很久很久以前，南太武山麓住着一位年轻英武的樵夫。他忠厚老实，吃苦耐劳，每天带着扁担上山砍柴，风雨无阻。一次他入深山，忽然听到草木中传出窸窸窣窣的声音，他顺着声响看去，忽见草丛中一条大蟒蛇张开血盆大口想吞吃一只小白兔。

樵夫见状并不害怕，而是举起扁担便朝大蟒蛇打去，大蟒蛇躲闪不及，挨了几板子，灰溜溜地放下小白兔便逃走了。

小白兔得救了，竟然蹦到樵夫身边，对樵夫说道："多谢恩人出手相救，请恩人随我前去，我要好好谢谢你！"

　　然后，小白兔一路蹦蹦跳跳将樵夫带到了一个洞口，只见这洞越走越宽，越走越明亮，忽见洞中金玉满地，光辉耀眼，一个金须银发的老翁满面笑容地走过来，对樵夫说："我的大恩人，洞中的金银财宝、珍珠玛瑙应有尽有，喜欢什么，任你挑选吧。"

　　樵夫忠厚老实，不喜钱财，走到另一间屋子，见里边放着一张玉床，玉床正卧着刚才被他所救的小白兔，甚是可爱。于是就对老翁说："老伯伯，您这里的宝物我都不要，您把这只小白兔赐给我吧！"老翁见樵夫这般恳切，便欣然答应了。

　　樵夫手捧小白兔，喜出望外，连蹦带跳地往家赶，不料路上绊了一块石头晕了过去。

　　小白兔见状，随即化身为一位身态苗条、面如桃花的少女，采来几株青草，放在口里嚼碎，敷到樵夫的伤口处。过了片刻，樵夫便慢慢地苏醒了。当他睁开双眼的时候，看到面前站着一位亭亭玉立的少女。姑娘见樵夫醒过来，轻声细语地说："恩人，我就是你所救的小白兔，名叫香薷，请带我回家吧！"樵夫欣喜地带着她回家了，不久，两人便结成了夫妻。

香薷姑娘不但长得漂亮，而且打柴做饭、绣花缝衣样样在行。小两口相亲相爱，生活过得非常和睦。一传十，十传百，香薷的美名传到了一位员外的耳朵里。员外想强夺她为妾，并派爪牙登门威胁樵夫，想要强取豪夺，但没有成功。不甘心的员外便又生一计，拟了个罪状到县衙门诬告樵夫，樵夫于是被一群衙役押走了，被发配充军到一个很远的孤岛上。

香薷非常伤心，日日跑到太武山巅，遥望着丈夫所在的方向，巴望着丈夫能早日回到自己的身旁。可是没多久，便传来丈夫被人害死的音讯，伤心欲绝的香薷从

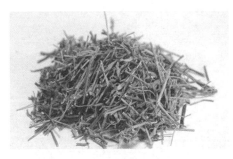

香薷

太武山巅的石塔跳下，鲜血四处飞溅，染遍了石壁。隔年，在香薷血洒之处长出无数青翠幼苗，芳香扑鼻，嚼之甘美润喉，具有清凉止渴、利水解暑之功效。因这种幼苗只在香薷鲜血飞溅的岩壁生长，后人为纪念这位贤惠的姑娘，便称这种草为太武香薷，也就是现在常用的中药香薷。

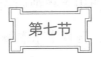

黄连名字的来历

俗话说良药苦口，黄连就是一味味道极苦的良药，在《神农本草经》中被列为上品，谚语说"哑巴吃黄连，有苦也难言"，即描绘出了其中滋味。

传说，黄连名字的来历和一个叫"黄连"的长工有关。从前，在土家族的黄水山附近，有一个姓陶的医生，家里有一个聪明、漂亮、活泼的女儿。陶医生医术高明，附近村子的人都请他去治病，为了储备药材，陶医生自己在家里辟了一块园子，专门种植药材，还请了一个叫"黄连"的后生帮忙他打理园子。黄连心地善良，勤劳憨厚，陶家人都非常喜欢他。

陶医生的女儿没事会帮助父亲去山上采药，有一次，寒霜未化，冷气袭人，她独自进山采药，路遇一朵油绿色的小花，甚是喜欢。便用手指把四周的泥土掏松，把它连根挖起，种在园子里，日日浇水灌溉。

黄连知道这是小姐喜爱之物，所以照顾起来也格外细心，那花天天浇水，月月上肥，最后越长越茂盛，后来还结了籽。帮工把这花的籽种在园子里，第二年，园里绿色的小花就开得更多了。

日子就这样平淡祥和地过着，不料一天陶家女儿忽然得了一种怪病，满身燥热，又吐又拉，只3天时间就瘦得皮包骨头了。这时，又恰巧陶医生到外地给人治病尚未回来，这可急死了黄连。

黄连不懂医术，所以不知道如何治疗。不过情急之下，他忽然想起前几日自己喉咙红肿，偶然摘下院子里日日浇水的不知名野草叶子嚼了一片，虽然苦得要命，但没多久喉咙疼痛就减轻了。而陶家小姐的这个病，也是浑身发热，不妨试一试这种会开花的小草能不能治疗小姐的病。

于是，黄连跑到园子里，连根带叶扯了一株起来，煎成一碗水，喂陶小姐服下，结果没多久陶小姐的病就好了。陶医生回来了，一问经过，非常感动，连声感谢黄连说："女儿害的是肠胃湿热，一定要清热燥湿的药才医得好。这开绿花的小草，看来有清热燥湿的功效呀！"

这个救了自己女儿的药草尚没有名字，因为它的功效是黄连发现的，同时也为了感谢黄连救女儿的恩情，陶医生就以他的名字将其命名为"黄连"。

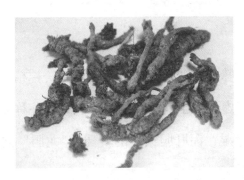

黄连

第八节

心平还珠蛇神为娘，
心贪刺胆蛇娘吞相

龙胆这味药并非是真龙之胆，而是一株植物。古代人喜欢故弄玄虚，为了表示药物的珍贵，往往称龙道凤。龙胆是清热燥湿、泻肝胆火热的良药，"龙胆"之名就是在表达这层含义。

关于龙胆的来历，民间流传着一则动人的传说。

相传，在大山深处有一个放牛娃叫曾童，他无父无母，家境贫寒。一日，曾童牵着地主家的牛上山喂草，突然看见山坪的水塘中有个美女在洗澡。曾童慌乱之下就躲在草丛里张望，不敢声张。

过了一会儿那美女洗完澡走上岸，突然变成了一条青蛇，盘在塘边呼呼睡去，嘴里还吐出一颗闪闪发光的珠子。曾童是野孩子，天不怕地不怕，他见青蛇好看便抓回家供养，并顺手捡起了那颗珠子。他不知，这条蛇修炼得已经能变化成人形，而那闪闪发光的珠子便是蛇丹。

灵蛇睡醒后，见自己的蛇丹不见了，便急忙变成一个老妇四下寻找，最后问曾童："放牛阿哥，你是否看见有颗珠落在地上？"曾童从袋里摸出蛇丹，双手送还给她。

这蛇丹珍贵无比，是灵蛇修炼的道行所在。她见放牛娃十分实诚，又无贪恋之心，便告知了自己的身份。并对曾童说："孩子，你若愿意，就拜我做干娘，到我家里，我供你吃，供你穿，还教你识字练功夫，好吗？"

曾童自幼没有体会过母爱，他见平白多出一位端庄的母亲，十分开心，便同意了。

从此，曾童做了蛇娘的干儿子，在洞府里一住3年，3年里果真是有吃有喝，无忧无虑。到了曾童16岁成年的年纪，蛇娘将曾童叫到身边语重心长地说："孩子，你已经长大了，应该有自己的事业。如今有个出仕的机会，当今皇帝的太子生了重病，没人能够治好。你去治好他，就会'白马尽骑，高官尽做'了！"

曾童一听便慌忙摇头说："不行啊，母亲，我不会一点儿医术，怎能看好皇太子的病。"

蛇娘安慰说："没关系，为娘肚里有胆汁，你钻进去取一点来，保证能治好。"

说罢，蛇娘给曾童一枚针和一只小空瓶，现出大蛇原形，伏在地上，张开大口。曾童顺蛇口钻入蛇肚，摸到蛇胆，举针一刺，接了几滴胆汁，又钻了出来。

曾童按着蛇娘的吩咐揭了皇榜，果真用蛇胆汁治好了太子的病。皇帝怜他年少，父母双亡，就留他伴太子读书习武，许诺日后太子登基时再拜为丞相。

之后没多久，皇帝有一位女儿也生了与太子当年一样的病，就召了曾童再次医治。于是，曾童连夜赶回大山深处，找到了蛇娘。

娘儿相见，格外欢喜。蛇娘知道曾童回来必是有求于她，便又给他一枚针和一只空瓶，还交代说："你这次入肚取胆汁，只能用针戳一下，且勿贪多！"

曾童钻入准备取胆汁，偏偏此时心中起了杂念，心想：这胆汁这么灵，我何不多取一点，免得日后需要还要千里奔波再求母亲。于是，他举起手来，照着母亲的胆囊一连猛刺几针。而几针下去，蛇娘疼痛难忍，嘴巴一闭昏死过去。再醒来后，突然觉得腹中恶心，大口吐出许多胆汁和已经憋死在里边的曾童。

蛇娘见曾童已经身亡，一边责怪曾童自酿苦果，一边伤心欲绝，泣不成声。为了完成曾童未完成的使命，蛇娘采摘几株刚才胆汁洒到的野草，化身老者来到金銮殿，推说曾童暴死，由娘代子送医。蛇娘让公主服了那草，公主

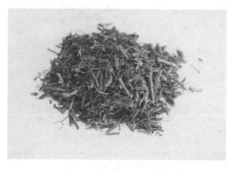

龙胆草

的病也就好了。

　　皇帝一时高兴，问起这草药的名字。蛇娘想着这草是因沾染自己的胆汁才有了疗效，便回答说叫"蛇胆草"。皇上听了这名字感觉"蛇胆草"这个名字太土，配不上它医治自己女儿的功效，于是便赐名为"龙胆草"。

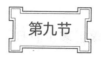

关于紫草的凄美爱情故事

紫草油一直是化腐生肌、解毒止痛的常用药，像平常轻微的烧伤烫伤，用紫草油及时擦拭就可以避免留下瘢痕。

紫草油中的主要成分就是紫草，紫草具有清热凉血、解毒透疹的功效，因为能去腐生肌，加速痘印或瘢痕的新陈代谢，还可以起到美容效果，所以历朝历代都是宫廷美容药"生肌玉红膏"的主要原料。

关于紫草还有一个凄美的爱情传说。相传在很久以前，有一对很相爱的情侣，已经准备谈婚论嫁。可是突然有一天，女孩得了一种怪病，昏迷不醒，请了许多大夫，吃了很多药，都无济于事。于是，男孩就天天跪在佛祖前祈求，希望女孩早日醒转，并发誓只要能救活女孩，他可以付出任何代价。

不知在佛前苦苦求了多少时日，直到男孩的膝盖磨出了血，佛祖终于感动了。佛殿之内，他问男孩："你愿意用自己的生命来救她吗？"

"愿意！不管是上刀山下火海，我都愿意，只要佛祖您大发慈悲，救活我的爱人！"男孩毫不犹豫地答应了。

佛祖于是赐了一株草药，并嘱咐说："这里有一棵草，你每天必须用自己的鲜血浇灌它，等它开花时，喝它紫色的根熬的汤，女孩的病就会好。"

男孩开心极了，每天按照佛祖的嘱咐割腕取血浇灌这棵草，小心翼翼照料它。四季更迭，盛夏之际，这棵草终于开出了紫色的小花，奄奄一息的男孩激动地挖出紫色的根，煎水熬汤给女孩喝。女孩子醒了，男孩子却带着幸福的微笑永远闭上了双眼，而传说里这棵用鲜血浇灌而成的草就是紫草。

以鲜血灌溉的草药自然是珍贵无比，所以紫草一直是珍贵的中草药材，现代很多草本植物化妆品中都含有紫草的成分。

另外，紫草油有很好的治疗烧伤、烫伤的效果，而且动手制作也非常简单。取紫草根 10g，麻油 100mL，把油加热后放入紫草根熬至紫色，油冷却后装到干净的小玻璃瓶里，使用的时候用消毒棉签蘸取就可以了，既经济实惠，又方便好用。

值得注意的是熬制紫草的油不能太烫，倒入紫草后一定要立即熄火，利用油的余温将紫草的药效浸泡出来，不然就把紫草炸熟了。

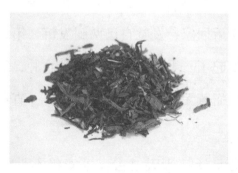

紫草

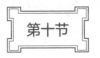

牵牛子与牵牛娃

话说很久以前，在一座山下住着一对恩爱夫妻，男主人叫王安，两个人男耕女织，日子过得好不惬意。

但是，天有不测风云，人有旦夕祸福。有一天，王安外出劳作后回家，发觉自己两腿发沉，第二天竟然病重得卧床不起了。妻子望着丈夫满身水肿，特别是腹部肿胀，心中痛苦无比。虽四处求医，但一直没有治好丈夫的病。

眼看着日子一天天过去，王安仍不见好转。丧失了劳动能力，家庭的光景也越过越差，王安妻子整日以泪洗面。

一日，有一个牵牛娃从王家门前经过，见王安媳妇又在小声哭泣，牵牛娃好奇便走过来问王安媳妇怎么回事。王安媳妇便将丈夫的病情和家庭的困难告诉牵牛娃。

原本，王安媳妇只是将牵牛娃当作倾诉对象。没想到，牵牛娃听了安慰王安媳妇说："这好办，我知道山里有味药专治水肿腹胀，我这就去将它采来送你。"

说着，牵牛娃一溜烟儿跑到山上，采了好多瓜瓣形的黑色颗粒的花籽来，递给王安媳妇，并让她用这花籽熬药给丈夫喝。

王安的妻子半信半疑地接过这一大包花籽，每天熬两碗汤药，喝 2 次。喝了不到 1 个月，王安满身水肿便

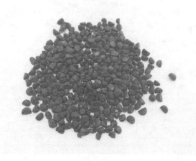

牵牛子

消退了，两腿也活动自如地下地走路了。又过了几天，王安的症状全部消失，又回到了当初身强体壮的精神状态。

后来夫妇俩将未服用的花籽种在地里，几年后竟然长出了像喇叭一样的花，为了感谢当初牵牛娃的救命之恩，夫妇俩便将此花命名为"牵牛花"，而将花籽命名为"牵牛子"。

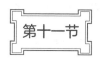

蕲蛇酒治疗麻风病

蕲州有"四宝"：即蕲蛇、蕲龟、蕲竹、蕲艾。蕲蛇又名白花蛇、百步蛇，味甘咸，性温，具有祛风湿、散风寒、舒筋活络等药效。《本草纲目》记载："白花蛇，能透骨搜风、截惊定搐，为风痹、惊搐、癫癣恶疮要药。"

古人很早的时候就利用蕲蛇制作药酒，其中蕲州出产的白花蛇酒，即蕲蛇酒，闻名遐迩，至今仍流传着此酒治病的传说。

相传明代嘉靖年间，长沙有个年逾半百的刘姓富豪，膝下唯有一个未出阁的女儿，名叫玉娇。刘员外对她是宠爱有加，视为掌上明珠。

话说这玉娇自幼聪颖，能诗会文，再加上美若桃李，所以向刘员外提亲的人络绎不绝。但是不论对方公子是何种条件，玉娇都不中意。这眼看到了出嫁的年纪，刘员外急得心急火燎。后来，员外终于明白了女儿任谁都看不上的原因，原来玉娇是喜欢上了家中年轻英俊的长工庞生，两个人偷偷私订了终身，一个承诺非他不嫁，一个发誓非她不娶。

这气得刘员外是七窍生烟，将庞生逮住一顿毒打，并逐出家门。

玉娇得知庞生被父亲毒打是又急又恨，随即追赶，当追至后花园时，果见庞生折回等她。她抚着其伤痕，泪如泉涌。庞生十分感动说："玉娇妹，我从小失去亲人，孤苦伶仃，你待我亲如兄妹，教我识字读书，我虽受尽苦楚，但已心满意足。而今我要走了，请受我一拜。"

玉娇一把拉住，亦悲亦喜："庞生哥，玉娇的心，难道你不知？若要拜，我们一起拜，天地是父母，月老可证婚，花园即媒妁。从今以后，结为夫妻，愿我们患难与共，白头偕老。"说罢同庞生拜了天地，一同私奔逃走了。

两个苦命鸳鸯，一路艰辛逃难，辗转数月来到了蕲州。两个人本来是准备一路南下到苏杭一带落脚。但很不幸刚到蕲州没几天，庞生突然病倒了，而且患的是麻风病。玉娇立即卖掉了首饰，请当地的医生诊病，但郎中一听是极具传染性的麻风病，便拒绝出诊。

店主得知庞生患了麻风病后，也急忙找来人要将此二人赶出去，玉娇跪下苦苦哀求。店主见玉娇貌美，便有意将其纳为小妾，于是告诉玉娇说："我虽然可以同意你们留下，但我有个条件，你丈夫肯定治不好，他死了你得留在店里帮工3年。眼下他住这里，不利我开店，店后有间旧房，是过去我酿酒用的，你搬去住吧！"

眼下玉娇是走投无路，远在异乡，既无亲朋又无好友，便只好答应。

一晃月余，庞生的病未见好转，反而一天天沉重。郎中请不来，又无钱买药。玉娇只好出去乞讨，庞生不忍玉娇受苦，便劝玉娇回长沙。

玉娇怒嗔道："你我是患难夫妻，你病重之时，我岂有离开之理？"随又安慰庞生："我听说名传京城的太医院院判李时珍就要回蕲州。那时我们去请他，定会治好你的病。你可要有信心呀！"

第二天，玉娇又去乞讨，庞生躺在草席上，全身剧痛奇痒，又加上饥渴交困，便挣扎着爬起来，摸到屋角旁，恍惚中见一只破酒瓮，里面有些残酒。他便舀了一碗，一饮而尽。说来也巧，庞生一喝这酒，只觉一股清凉直透腹内，遍及全身，便又饮了一碗，更觉痛痒减轻，周身舒快，于是一连数日，饿了就喝，渴了便饮。

几天后，庞生的病竟神奇般地好了。玉娇悲喜交加，抱住庞生大哭起来。而一直偷偷观察的店主还以为是庞生死了，便兴奋地闯了进来，满脸幸灾乐祸道："死了！死了！"

但话音刚落，却见庞生怒目于前，一时竟瞠目结舌，半晌才惊奇地问："你……你的病好了？"

"好了，还要多谢你留在此的酒治好了我的病。"庞生说道。

"酒能治麻风病？"店主不信，急叫人搬出酒瓮，众人一看，皆吃一惊，只见一条大蕲蛇横卧瓮中，蛇身已快浸化。恰巧此时李时珍从京中归来，听闻此事，连夜赶来察访。夫妻俩惊喜万分，席地就拜，李时珍一时不解其意，急忙扶起两人。玉娇遂向李时珍倾诉了不幸遭遇，恳求他收下庞生为徒。李时珍深为感动，便收下了这个徒弟。后来，李时珍在撰写《本草纲目》时，特地写进了蕲蛇酒。人们便都知道了蕲蛇酒能治麻风病。

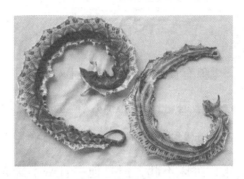

蕲蛇

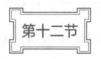

"叔谦乞藤"的故事

俗话说:"鸦有反哺之义,羊有跪乳之恩。"在古代,人们都非常推崇孝道,而且把孝心作为选贤任能的标准。

话说,南北朝时期就有一个叫解叔谦的孝子,他的老母亲瘫痪多年,卧床不起,但是他一直毫不嫌弃地精心照顾,对母亲百般孝顺,所以深受乡里人的称赞。

虽然母亲的病是顽疾,但解叔谦从未放弃对母亲的医治,他一有空闲就多方寻求救助母亲的治病良方,而且每天都要虔诚地沐浴焚香,向上天祈求。

终于有一天,解叔谦的孝心感动了上苍。某日,解叔谦再一次跪于庭院内求神赐方,恍恍惚惚中,他忽然听见夜空中飞过一鸟,鸟的叫声是"丁公藤,丁公藤",他惊讶着寻声望去，天空却什么都没有，只有余音缭绕。

"难道，鸟所说的丁公藤就是治疗我母亲疾病的良药？"解叔谦暗自思忖，第二天，他便迫不及待地去药铺求购丁公藤。但是他跑遍方圆百里所有的药店，得到的答复都一样，就是谁也不知道丁公藤是什么药。于是又遍查方药之书，但仍未发现古籍中有这种药名的记载。

难不成听错了？解叔谦开始怀疑自己，他是只要有一点希望，就不死心的那种人。于是，他接着又遍访民间知药懂医者，皇天不负有心人，后来终于有人告诉他，去宜都山（今属湖北）寻找，或许可以得到。

于是，解叔谦携带干粮，日夜兼程，千里迢迢来到宜都山。前几日遍地寻求依旧是毫无头绪，就在他准备放弃的时候，突然在深山里碰见了一位正在拿斧头砍树的老翁。

解叔谦走上前去，但见这树形特别，树上有藤，环绕如蛇。便拜问老翁："这是何树？您老伐它作何用？"老翁停斧，笑指树上青藤道："树的名字少有人知。我即丁公，种藤于此，此即丁公藤，善疗风瘫。取藤5斤，切断煎汁过滤，同曲米酿酒，饮之便可。"

　　解叔谦一听丁公的名字，当即知道这就是自己要找的治病良药，于是祈求老翁赐药，老翁果真赠给他四段。解叔谦大喜，正要拜谢，老翁却忽然不见。他急速携丁公藤而返，回家依照老翁口中的话熬制给母亲服用，没过几天，母亲的瘫痪病果然痊愈。解叔谦将丁公藤推荐给乡亲，又治愈许多病人。

　　这便是"叔谦乞藤"的传统美德故事。解叔谦以自己的孝心感动了苍天，最终治好了自己的母亲，弘扬了中国传统的孝道文化，他那种对母亲愿意付出一切的精神值得我们每一个人学习。

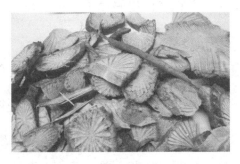

丁公藤

当然，成全解叔谦孝心，还多亏了这味丁公藤。丁公藤为旋花科植物丁公藤的干燥藤茎，全年均可采收。中医认为，其性味辛温，善于发散，有祛风除湿、发汗解肌、通经活络、强壮腰膝、消肿止痛等功效，可用于治疗风湿痹痛、半身不遂、跌打肿痛、腰膝酸痛、手足麻木等病症。

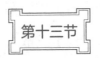

吃了能祛火的"石头"

当我们上火的时候，很自然地会想到用菊花、栀子、黄连来祛火，殊不知这世上还有一种能祛火的石头，叫"石膏"。石膏为硫酸盐类矿物，入药性寒，煎服能够清热泻火、除烦止渴。

关于石膏，有一段传说在民间广泛流传。据说在很久以前，天灵山下住着一个贫困的孩子叫柴娃，他手脚勤快，心地善良，又特别有孝心。爹娘在世的时候，他是宁愿自己挨饿，也要把砍柴换来的一丁点吃的都给父母吃。

但是因为父母年老，终究离他而去，他无钱买棺木，只能把父母合葬在天灵山的山洞里，自己又坚持在洞内守孝 3 年，吃住也在里边。

有一天，柴娃砍柴后回到山洞，发现在父母合葬的位置出现了一坨雪白的石头，这石头热气腾腾，香气扑鼻，如同刚出炉的糕点。

砍完柴的柴娃又饿又渴，忍不住在那看似"糕点"的石头上舔了一口，只觉得又甜又香，味道可口。于是不管三七二十一，就大口大口吃起来。

不过说来奇怪，不管怎么吃，那东西也不见得减少，而且吃后觉得身体清凉透彻，非常舒服。直到吃饱了，那"石糕"才消失，等到第二天这个时辰便又长了出来。

从此，柴娃白天上山砍柴，晚上回来吃石头，再也不用为吃饭发愁了。

但好景不长，不知什么时候，柴娃山洞里长出"石糕"的事情传到了山下的土财主耳中，土财主想要占为己有，便带着一批家丁上天灵山，逼柴娃交出宝物，柴娃任他们怎么拷打也不吭声。

贪婪的财主恼羞成怒，于是掘地三尺，准备把宝物挖出来。最后挖得越来越深，眼看就要挖到柴娃父母的尸骨，突然之间旋风四起，电闪雷鸣，"轰"的一个炸雷，洞里又现出了洁白的石糕，但眨眼工夫就不见了。后来，财主再怎么挖也挖不见，他甚至雇了工人，据说挖了3年6个月，累死了3600人，也最终没有结果。

原来这石糕是柴娃父母怜悯儿子而变化出来的，石糕的味道之所以甜美，是因为里面渗进了母亲的乳汁。后来，玉皇大帝为了惩罚财主的贪心，就命令山神长出厚土把石糕藏起来，而且慢慢变得坚硬苦涩，最后成了今天"石膏"的模样。

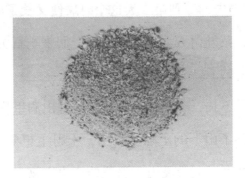

生石膏

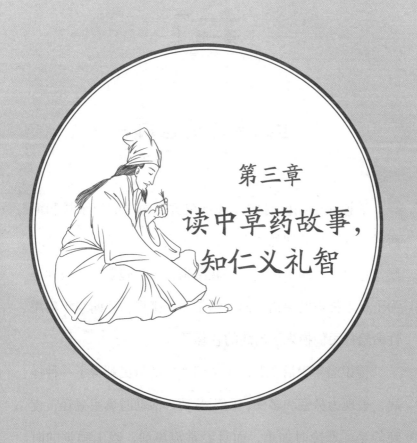

第三章

读中草药故事，

知仁义礼智

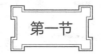

忠犬舍命取苍耳

话说在明朝的时候，散布在黄河两岸的河东村和河西村，有一个共同的风俗，就是每当新一季粮食丰收的时候，总要先做两碗饭，第一碗给狗，第二碗敬神。敬神是为了祈求神灵的保佑，而喂狗是为了报恩，感谢当年狗用性命给村民们换来了治病的苍耳子。

传说当年生活在黄河岸边河西村的村民都得了一种怪病，表现为鼻塞和多涕，白天劳动、活动时鼻塞减轻，夜晚静坐、寒冷时加重，而且经常流鼻涕，晚上睡觉的时候，鼻涕多得都能倒灌入咽喉。

其实，用今天的眼光看，村民们患的就是慢性单纯性鼻炎。这个病虽然不是能危及人生命的疾病，但是因为病程迁延令人非常痛苦，患了慢性鼻炎后，鼻腔黏膜肥肿，就像被人捏着鼻子一样呼吸不通畅，十分难受。

村里的中医郎中说，苍耳子是治疗鼻渊的良药。苍耳是一种野草，很多地方都能见到，但偏偏河西一带的土地却不长苍耳。村里的老人说，住在对岸的河东村，那里长着很多苍耳，我们可以过去采集苍耳的种子，移植到这里种植。

可是如何渡过去却成了一个问题，黄河是天堑，虽为一河之隔，但水深流急，村民既无桥梁又无渡船，无法飞渡。这时，有个村民说，狗善于游泳，我们可以让狗过去借苍耳。

村民都同意这个建议，于是让村里唯一剩下的两条狗，母狗和它的孩子，游过黄河去采摘苍耳。

这一天，村民们把两条狗带到河边，并在它们的身上涂抹了黄油，对母狗说：你游过黄河，在河东村野地里打个滚。若能沾些苍耳子回来，就能治好全村人的病，全村老少永远不会忘记你。

这狗很通人性，一下子带着小狗就跳进了黄河，母子俩奋力向对岸游去。到了对岸，它们就按照主人的吩咐，在野地里打滚，让自己的背上沾满苍耳的种子。

可是没想到在返程的时候，忽然浓云密布，狂风大作，暴雨倾盆，黄河里掀起了成排巨浪。两条狗艰难地游着，快到岸边时，小狗没有力气了，老狗用头使劲一顶，把小狗顶到岸边，人们用手一拉，小狗上了岸。此时，一个大浪打来，老狗沉入水中……

雨水肥沃了土地，老狗用生命换来的苍耳子在河西村发芽，河西村的土地上一夜之间长出了许多苍耳。苍耳在河西村长势很好，药力也极佳，很快就治好了人们的鼻病。同时他们的苍耳子也有了名声，药商们都来购买。全村因此而富裕了，随后在黄河建了渡口，通了渡船。

随后河东村的人也害着这种病，但他们的苍耳子效果很弱，治不了病。河西村感谢河东村的借种，对河东村免费供应苍耳子。同时，河西村和河东村为了感谢当年老狗舍命取苍耳的举动，约定每一年粮食丰收的第一碗饭要先让家里的狗狗品尝。

中医认为，苍耳子辛、温，通肺经，有一个很重要的功效就是"通鼻窍"，不过苍耳的种子有毒，使用时要在医生的指导下进行。

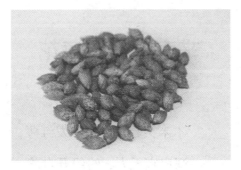

苍耳子

第二节

辛夷花，心意花

木末芙蓉花，山中发红萼；

涧户寂无人，纷纷开自落。

有些同学可能读过，这是大诗人王维的一首诗，名叫《辛夷坞》。这首诗写的是在辛夷坞这个幽深的山谷里，辛夷花自开自落，平淡得很。

辛夷花，又叫紫玉兰，花开时绚烂如海，却又淡雅朴素。在四川江油一带有一处种植着几万株辛夷花树，据传吴三桂兵败带着妃子逃到此地，妃子非常喜欢辛夷花，便在后山种了大量的辛夷花，如今300年过去了，那里的辛夷花海却依然满枝绽放着美丽，并且成了全国最大的辛夷花基地。

辛夷花除了观赏价值，还有较高的药用价值，辛夷入药，味辛性温，入肺胃经，能通鼻窍，散风寒，治鼻渊头痛、风寒感冒。

辛夷花最初并不叫辛夷花，而是叫"心意花"。相传很久以前有一个姓秦的秀才，得了鼻孔流脓水的病，经常鼻塞不通，浊涕常流，腥臭难闻，连自己的妻子儿女都有意回避他、嫌弃他。他求了不少医生，用过不少药物，花了不少钱，总不见好转，内心非常苦恼，于是产生了轻生的念头。

于是，他独自深入山林准备在一棵古树下自缢而死，但恰好在关键时刻被一个过路的樵夫救下来了。秦秀才向樵夫吐露心声，樵夫听了告诉他说："你的病不是什么问题，我知道此山中就有一种草药可以治疗你的病。"

秦秀才急忙寻问药名，并拿出银两酬谢。樵夫笑笑说："老夫认柴不认药，救人一命值几何？心诚意肯香扑面，活命自不惧坎坷。"说着用手往深山一指，就走了。

秦秀才按照樵夫的指点，继续往里边寻找，果真发现了一株花树，叶茂花大，香气四溢。

心诚意肯香扑面，活命自不惧坎坷。看到如此繁盛辛香的花，秦秀才想起樵夫的话，顿时又有了活下去的勇气。他采了一些花蕾，煎水连服数天，果真痊愈了。

后来，他又采了一些种子，精心种在自家院子里，以此树的花为得此病的人医治，皆得奇效。有人问他这药何名？他想了想，觉得这药是樵夫暗言指点，自己意会所得，就叫"心意花"吧。

心意花，辛夷花。天长日久，就成了后世的"辛夷花"了。

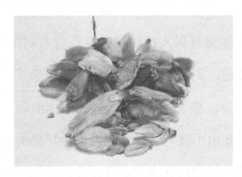

辛夷花

第三节

柴胡名字的由来

相信同学们对柴胡都不会陌生，因为它退热的效果特别好，而且便宜。柴胡的功效能解表退热，疏肝解郁，在《神农本草经》中被列为上品中药，可见古人对它药用价值的肯定程度。

关于它的名字还有一个传说。相传，从前有一个姓胡的大财主，因为十分吝啬，家里的长工们都恨透了他，暗地里都叫他"铁公鸡"，意思是一毛不拔。

胡大财主家里有个长工叫二娃，二娃为人忠厚，老实巴交的，所以胡大财主从不给他开工钱，反而对外还经常吹嘘说自己白养了二娃，要不是当年给他一口饭，他就饿死了。

有一年夏天，二娃得了一种怪病，浑身上下忽冷忽热，看着十分痛苦，大家都觉得再不治疗会有生命危险。可是，人称"铁公鸡"的胡大财主不舍得花钱给二娃看病，所以迟迟不愿请大夫医治。而且他想二娃已经不能再给他干活了，如果不趁早把二娃撵走，到时候死了还得赔上一笔安葬费。于是，他假惺惺地劝二娃离开。二娃无可奈何，只好走出了"铁公鸡"的家门。

二娃自小在财主家打长工，不但一分钱没给，而且生病了还被撵出来，实在令人气愤。二娃迷迷糊糊地走到村外的一个水塘边，最后实在是坚持不住了，眼前一黑便倒在了水塘岸边的杂草里。

再睁开眼睛的时候，已经是第 2 天下午了。这时他只觉得又饿又渴，便想着爬起来找点吃的。可他挣扎了好几次都没能站得起来，只好顺手在身边拔了些草根来充饥。就这样二娃在水塘边一直躺了 7 天 7 夜，饿了便拔些草根吃，渴了便饮点塘水喝。等到第 8 天早上，二娃突然觉得自己身上的热退了，浑身也有劲了，病就这样治好了。

因为二娃无家可归，所以康复后他又到了"铁公鸡"的家，继续做工，胡大财主依旧是只管饭，不发钱。第2年夏天，"铁公鸡"的儿子得了和二娃一样的病，浑身忽冷忽热。胡大财主请了很多名医也没能治好儿子的病，后来他想到二娃害病康复的经历，便问二娃吃了什么药。二娃就把当年在水塘边如何侥幸活命的事情全盘告知，如实地讲了他吃草根的经过。

胡大财主听罢，忙问："是哪一种草？"

二娃说："就是平时咱们当柴烧的那一种。"

铁公鸡着急地说："快，快领我去水塘边找那种草！"

二娃带着胡大财主来到水塘边，找到了他吃的那种

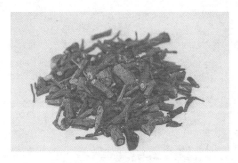

柴胡

草根。胡大财主匆匆拔了一大把草根拿回家，洗净后把草根熬成汤，哄着给儿子喝，几天后儿子的病果然好了。

经过这一场变故后，胡大财主认识到自己的错误，决心痛改前非，对待二娃如同自家人一般。同时，为了记住这种挽救了儿子性命的草药，他还给这不知名的草药起了个名字，因为这种草药原来是当柴烧的，自己又姓胡，所以就叫它"柴胡"。

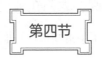

马齿苋救太阳

马齿苋在民间，又被人称为"太阳草"，因为无论炎热酷暑，天气怎样干旱，它都长得绿莹莹的，就像晒不死一样，生命力特别顽强。

传说，马齿苋之所以不怕太阳晒，是因为它对太阳有救命之恩。

故事要从后羿射日说起，很早以前，天上有 10 个太阳，天地在暴晒之下，大地龟裂，草木皆枯。这时，一个叫后羿的勇士，为了解救大家，凭借自己高超的箭术，先后射落了 9 个太阳。

等到射第 10 个太阳的时候，却怎么也找不到。原来，第 10 个太阳见自己的兄弟们一个个都被射死了，所以早早便躲了起来。

那它躲到哪里了呢？太阳在逃跑的过程中见马齿苋长得郁郁葱葱，便藏在了它的叶子下面，后羿没有找到，最终逃过了追杀。事后，后羿发现如果天地没有太阳就会遁入黑暗，也是不行的，便也不再继续搜寻着射杀它。

就这样太阳重新回到了天上，而它为了报答当初马齿苋的救命之恩，许诺它今后无论如何毒辣，它都不会被晒死，所以人们见了马齿苋，都会形容它是"晒不死的马齿苋"。

马齿苋不但自己不怕太阳晒，而且入药使用，还可以帮助人体起到清热凉血的作用。民间验方用新鲜的马齿苋捣汁加入蜂蜜调服，可以治疗产后血痢、大肠湿热等热毒症。在农村，随便在田野里挑一把马齿苋，回到家里用热水一焯，就可以成为一道解暑的凉菜。

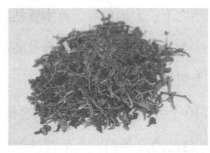

马齿苋

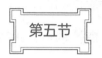

苦参根疗疮，苦参子断肠

中药里的苦参，采用的是豆科植物苦参的根茎，在春、秋两季采挖，去根头和小须根，经过特殊炮制，洗净干燥后切片使用。

苦参根，大苦，大寒，能退热除湿，又能杀虫止痒，治疗湿热引起的各种皮肤病。但是，它的种子却没有这样的效果，人吃了反而会引起中毒。

据说很久很久以前，有一个无父无母的放牛娃，每天靠给地主家放牛为生。由于经常在潮湿的水田间行走，时间长了，放牛娃身上长出了许多不知名的疮癣。

不久后，地主家里人的身上也长满了像他一样的疮癣，虽不致命，但奇痒无比，害得人睡不成觉。地主一家都认为这病是放牛娃传染过来的，所以迁怒于放牛娃，准备抓了他，除去这一祸害。

放牛娃得知后，慌忙逃命，地主家派了人一路追杀。无奈之下，放牛娃躲到了大山里的一处石缝内不敢出来，慢慢地竟然饿死在里边，再也没有走出大山。

当附近的村民发现他的时候，他枯瘦的身体蜷缩在石缝里化成了肥料，旁边长出了奇奇怪怪的植物根茎。

好心的村民就用泥沙和石头把石缝封住，算是给放牛娃一个死后的安身之地。

很长一段时间后，村民们身上也长了疮，奇痒无比，试了很多药都治不好。人们才知道，这病并不是放牛娃传染的。

一天晚上，大家做梦梦见了放牛娃。放牛娃告诉村民，在当初埋他的山体塌方处有许多根状物，把这些根状物拿回家熬水喝或用来洗澡，身上的疮就会消退。村民按照梦中放牛娃的提示去做，不出几日，身上的疮果然都痊愈了。

地主家知道这个消息后，便也去寻这种草药。他到了放牛娃死去的地方，发现岩石上灌木丛中结满如老鼠屎粒大小的果子，地主就赶紧摘回家熬水喝，谁知当晚就断肠而死。

原来村民们吃的是苦参的根，而地主吃的却是苦参子。苦参根疗疮，可治疗皮肤瘙痒、癣等症，苦参子内服则有剧毒，令人肝肠寸断。当年地主一家逼死了无辜的放牛娃，而他们误食苦参子，也算是善恶报应。

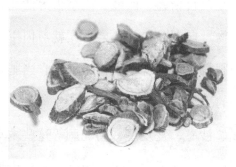

苦参

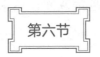

情急父亲用苦豆子救孩子

苦豆子是产自新疆、西藏、内蒙古等西北荒漠、半荒漠地区的植物。自古以来，吐鲁番人就习惯用苦豆子全草当哈密瓜的肥料。别看苦豆子苦，可用它当肥料长出的哈密瓜却格外的甜。

和胡杨、沙枣、芨芨草、骆驼刺等这些木本和草本植物一样，苦豆子具备了耐严寒、耐高温、抗干旱等生理特征。不仅是优良的固沙植物，还是重要的药用植物资源，中医认为其有清热燥湿、止痛杀虫的作用。

早在 1914 年，国外就从苦豆子籽实中提出"苦参总碱"，发现具有清热解毒、抗菌消炎等作用。此后，波兰、美国学者相继研究报道了苦豆子植物体内的多种化学成分。苦豆子在 1930 年被正式列入《美国药典》（USP），在世界医药界引起广泛重视。

苦豆子产于美丽的新疆吐鲁番，而在当地它也留下了动人的传说。据说很久以前，在鄯善吐峪沟，有一户穷人家的孩子得了痢疾，拉个不停，最后拉得孩子都脱水奄奄一息了，家里依旧拿不出一分钱给孩子请大夫医治。

百般无奈之下，孩子的父亲突然由"良药苦口"这个成语联系到沙漠地里所生长的苦豆子。苦豆子味苦能杀虫，农户经常将它作为农药，如果吃到肚子里，想必也能杀死孩子肚子里的害虫。于是，孩子的父亲不敢迟疑，立马去拔了一丛苦豆子回来，用水洗一洗就下锅煮，直煮得人家充满了苦味，感觉时间差不多后，他停了火，盛出锅里的苦水，凉一凉，硬往嘴都不知道张的孩子嘴里灌，在白天灌了 6 次，夜里又灌了 3 次。

不可思议的是，就这样误打误撞之下，第 2 天奇迹出现了。孩子虚弱无光的眼睛又重新闪亮起来，竟然喊着肚子饿，主动嚷嚷着要吃东西。孩子的父母高兴坏了，都泪花直落，再也不用担心一家人阴阳相隔了。

后来，这户穷人家就无私地把这个治痢疾妙方告诉了乡亲们。之后，乡亲们不论是谁遇见拉痢疾的情况，都知道用苦豆子熬水喝，美丽的新疆吐鲁番再也没有出现过痢疾流行的情况。

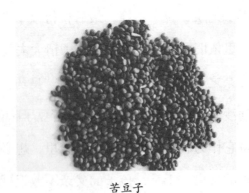

苦豆子

小龙化身板蓝根

板蓝根颗粒是家庭中必不可少的日常备用药，具有清热解毒、预防感冒、利咽之功效。风热感冒、咽喉肿痛时都可以拿来冲服，味道甜甜的，非常适合饮用。

现代研究表明，板蓝根有非常好的抗菌消炎作用。在"非典"流行、禽流感蔓延时期，板蓝根都曾立下汗马功劳。

那为什么板蓝根有这么神奇的功效呢？相传这板蓝根是东海龙王和南海龙王之子以血肉之躯培育而成。

话说一日，东海龙王和南海龙王从天宫聚会完，在返回龙宫的路上，看见人间尸首遍野，又惊又疑。于是急忙下去微服私访，一看原来是中原大地暴发了大规模的瘟疫。看着哀鸿遍野、一片凄凉之景，两位龙王赶紧返回龙宫商量救百姓于水火的对策。

可是龙王平日的职责只负责降雨，并不懂医，商量来商量去也没好的办法。这个时候，南海龙王的儿子青金龙听见了父亲和叔父的谈话，便激动不已，自告奋勇决心去人间驱除灾害。父亲欣然同意，东海龙王见状又派自己的儿子紫银龙去辅助青金龙，协力同心除灭瘟疫，完成救民大业。临行时，两人发誓不除掉瘟疫，决不回龙宫。

青金龙与紫银龙辞别老龙王，先到药王菩萨那里取得了神药种子。而后扮作郎中模样，来到人间遍地撒播，又教人们细心管理药苗。不久，药苗发育苗壮，长得像湖边芦苇一样茂盛，两人就用这种药苗的根煎水给患者服用。

神药果真有治病奇效，患者一个个迅速康复，瘟疫很快得到了控制。于是，人间无论男女老少，都把青金龙和紫银龙奉若神灵，待若上宾。俩人深受感动，决定永留人间，专心防治瘟疫。

不过，随着一茬一茬生长，培育神药的土壤养分很快被吸收殆尽。恰巧这时瘟疫再次大规模暴发。眼看着神药叶子枯黄，不再生长，两位龙子决定以身殉药。就在八月十五那天晚上，青金龙和紫银龙来到海边，双膝跪地，叩谢龙王的养育之恩。然后，携手投入种植神药丛里，变成了两种特别茁壮的药苗。人们知道这药苗是龙子变的，便把它叫作"龙根"。后世医家们著书时把它改称为"板蓝根"。

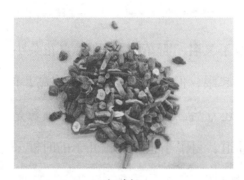

板蓝根

第八节

要求甚少而回报甚多的"紫花地丁"

紫花地丁又名"野堇菜"，别看它花朵小巧，开在荒野间不怎么起眼，但是它的药用价值很高，能清热解毒，凉血消肿，还专治毒虫咬伤。在农村，就算是目不识丁的老太太都知道，得了小感冒、拉肚子的时候采点紫花地丁来熬水喝。

《本草纲目》记载它"治一切痈疽发背，疗疮瘰疬，无名肿毒，恶疮"。而紫花地丁最初被人发现其药用价值，就是从无意间治疗手疮开始的。

从前，有两位乞丐，他们常年在一起沿村讨饭，日久天长两人感情渐渐深厚，一商量便结拜为兄弟，不求同年同月生，但求同年同月死。从此以后，他们白日讨饭，维持生计，夜晚同宿在破庙之内，相互照应，日子也算过得去。

一日，年纪小的弟弟手指上莫名其妙地长出了疔疮，红肿发亮，疼痛难忍。看着疔疮一点点化脓、溃烂，哥哥心急如焚，担心弟弟的手指有烂掉的危险。于是，他决心带着弟弟去求医治病。

离破庙不远的东阳镇，有一家"济生堂"药铺，既治病又卖药，听说有一种自制治疗疔疮外用药，哥哥决心去试一试。结果到了济生堂，老板一见是衣衫不整的臭乞丐，便拒之门外，有意不见。

两人求医无果便只能返程，打算听天由命。他们兄弟二人走着走着来到一片山坡地，脚上没有力气，便坐下来休息。这时太阳快落山了，满天霞光照在山坡上，有一种紫草花在眼前耀耀生辉，哥哥顺手掐了几朵放在嘴里嚼嚼，觉得苦丝丝的，便又吐在手心里。

就在此刻，弟弟红肿的手指火烧火燎疼痛难忍，哥哥情急之下便将嚼着凉丝丝的紫草花敷在弟弟的手指头上。顷刻，弟弟感到手指红肿的火热感消失了，反倒是有一丝冰凉之感，十分舒坦。哥哥认为这紫草花也许能治好弟弟的病，便又采一些带回庙中捣烂糊在手指头上，并用紫花草熬水煎服。

就这样坚持了几天，弟弟手指上的疔疮竟奇迹般全部好了。后来哥哥见这种花梗笔直的草像一根铁钉，顶头开几朵紫花，便将其形象地取名为"紫花地丁"。

紫花地丁在生活中十分普遍，在细小的石缝中，在贫瘠的土地上，在挺拔的大树下，甚至在小区花坛的砖缝中，都会见到一种小草花，细细的茎托着淡雅的小紫花。没有人知道它的名字，但它能帮助人类治疗疾病，缓解疼痛，它在默默地发光发热，它不像灵芝、雪莲等对生长环境要求苛刻，只需要一寸土地就能茁壮生长。这种要求甚少而回报甚多的精神，是哪种中草药能比的呀？

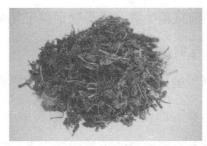

紫花地丁

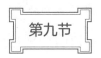

老中医巧用"橄榄"治懒汉

橄榄是大家所熟知的水果，营养丰富，初食略有酸涩苦感，久嚼后味转清甜，满口生津，余味无穷。

中医将其称为"青果"，入药具有生津止渴的作用，能治疗咽喉肿痛。

冬春季节，每日嚼食 2～3 枚鲜橄榄，可防止上呼吸道感染，故民间有"冬春橄榄赛人参"之誉。

俗话说："桃三李四橄榄七。"一般来讲，橄榄须栽培 7 年才挂果，所以种植橄榄是一件十分耗费精力和时间的事情。古代就有一个老中医，用种植橄榄的这一特点治好了因为懒惰而生病的患者。

相传有一位老中医，医术相当高明。一天，有个叫黄三的人来看病，他说："久仰先生大名，今日特来求医。"

老中医抬眼看了他一圈，见他身体发胖，面色发虚，虽未给他把脉，就知道他的病根在于懒惰。老中医暗忖，治病要治本，想要彻底治好黄三的病，就必须将他由懒惰变得勤劳。

于是，老中医便告诉他："你的病医治起来不难，不过我有个条件。从明天开始，你每日早晨去茶馆饮橄榄茶，然后拾起橄榄核，回家种植于房前屋后，常浇水护苗，待其成林结果，再来找我。"

黄三治病心切，遵嘱照办，回家后一心扑在种植橄榄上，细心护林，也不觉得累。几年过去了，橄榄由苗而树，

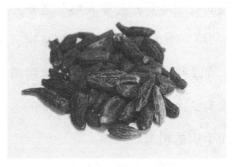

橄榄

由树而林，由林而果，黄三终于变得勤快起来了，人也长得壮壮实实。

这时黄三再去求见老中医，老中医乐呵呵地说："你看原先你所说的病症，现在还存在吗？"

黄三恍然大悟，原来老中医让他种植橄榄就是给他治病的过程，不禁叹服老中医的高明。

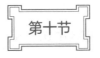

第十节

白头翁与诗圣杜甫的故事

白头翁虽是野草，但药用价值很高，历代本草专著多有记述。中医认为，白头翁有清热解毒、凉血、明目、消翳的功效。相传，此药对于诗圣杜甫还有过救命之恩。

杜甫虽然是贵为诗圣，但是时运不济，才华得不到皇帝的青睐，又不肯向权贵低头，所以一生过着穷困潦倒的生活。他在长安求学的日子，因为父亲突然病逝，断了他的生活来源，所以不得不沿街卖药，过着清苦的日子。用诗文表述就是"残杯不与冷炙，到处潜悲辛"。

话说一日杜甫早晨喝了一碗昨日剩下、略微有点馊味的米粥后就一直腹痛难耐，且呕吐不止。但他蜗居茅屋，身无分文，根本无钱求医问药，只能硬扛着听天由命。

就在此时，一位白发老翁刚好路过他家门前，见此情景，十分同情杜甫，询问完病情后说道："你稍待片刻，待老夫采药来为你治疗。"

没多久，白发老翁采摘了一把长着白色柔毛的野草，将其煎汤让杜甫服下。杜甫服完之后，病痛慢慢消除了，数日后痊愈。杜甫感慨自己的遭遇，不禁赋诗一首道："自怜白头无人问，怜人乃为白头翁。"

于是，杜甫就将这个治好自己疾病的草药取名为"白头翁"，以此表达对那位白发老翁的感激之情。

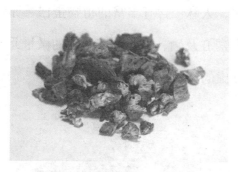

白头翁

第十一节

火麻为何被冠以"恶草"之名

火麻仁是桑科植物大麻的成熟果实，别看它名字里带有"火"字，其实它质润多脂，能润肠通便。而且现代药理研究证实，火麻仁含有丰富的植物蛋白、卵磷脂和延缓衰老的维生素 E 及硒、锌等人体必需的微量元素，所以又兼有滋养补虚的作用。

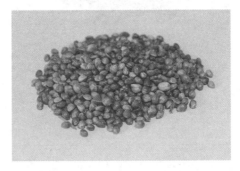

火麻仁

在世界五大长寿之乡的广西巴马长寿村，他们男女老少都以喜食火麻汤而出名，巴马本地人给它起了一个很迷人的名字——长命油，并且有"每天吃火麻，活过九十八"的说法。

不过，就是这样吃了可以助人长寿的中药，其植株竟然长期以来背负着"恶草"的骂名，这其中的缘由全是因为明末农民起义领袖张献忠。

话说张献忠小时候家境不好，私塾辍学后，便跟随其父到四川贩盐，因经常遭受贪官污吏欺侮，内心产生了刻骨仇恨。一次，他和父亲刚被当地的官绅恶霸欺凌后闷闷不乐，返回的路上因为突然内急而躲进路边的小河沟里方便。

完毕后见旁边有一丛形似苎麻的火麻，它便顺手扯了一把火麻叶擦屁股。谁知这火麻叶上长满了尖硬的毛刺，顿时痛得他跳了起来，所擦之处即刻起满了血疱，犹如刀割火燎。他本来心情就郁闷，加上这件事的火上浇油，所以脾气火爆的张献忠当即就跳起来发誓："这四川不但人恶，草也恶。有朝一日，我非要把他们斩尽杀绝！"

果真数十年后，明末暴发了大规模的农民起义，张献忠成了农民起义军领袖。他率军进入四川后，令部下大开杀戒，实施血腥屠杀，以报昔日被欺侮之仇。所到之处，不分男女老少，一律格杀勿论。

传说当时大巴山乃至整个四川的百姓，几乎被斩尽杀绝，只有少数躲藏在深山老林或岩洞里的人幸免于难。清王朝建立后，只得从湖广等地强制迁移了大批民众到四川定居，才填补四川人口的不足。这便是民间广为流传的"八大王剿四川"及"湖广填川"这一历史事件。

而老百姓认为，刺激张献忠屠川事件发生的就是长满毛刺的火麻叶，所以觉得它不吉利，称它为"恶草"。

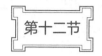

老法师砍李树向宋高宗谏言

成熟的李子饱满圆润，玲珑剔透，咬一口鲜美多汁，味道甜润，是深受大家喜欢的水果。

很多人吃了李子后就随口把核仁扔掉了，其实不知这核仁是一味具有润肠通便作用的中药，名为"郁李仁"。

关于郁李仁，它与南宋的皇帝赵构还发生了一段故事。

话说靖康之耻后，金兵南下掳走了宋徽宗、宋钦宗，以及很多的皇子皇孙，唯有康王赵构逃了出来。一路上，他被金兵追赶着，走走躲躲，躲躲走走，多日还未到达临安。

一天，他沿着古驿道，骑马来到一座大禅寺的山门口，此时已经筋疲力尽，口干舌燥，于是便跳下马背，将马拴在山门口的旗杆石上，想到寺院里去讨口水喝。

刚走到寺院内，赵构便闻见一股浓郁的酒醇香味，抬头一看只见寺墙的琉璃脊上赫然伸出一桠青枝，上面还结着一个紫红色的果，已被飞鸟啄去了一半，汁水滴得如在哭泣流泪一般，酒酿香味就是从这佳果上面发出来的。

"啊，这不是天下闻名的禾城李子吗！"

这可馋坏了几天没吃上饱饭的赵构，于是赵构打定主意不再讨要茶水，而是直接向寺里的法师讨要李子吃。

打定主意后，赵构便不由自主地加快了脚步，就在跨门之时，突然听见寺院中发出嘎啦一声响，又在寺墙脊上的一桠青枝随声往里倒下去了。赵构抢步进去，只见一位法师手中握一把锯，将偌大一株李子树锯倒在地上。

"哎呀！"赵构见状大喊一声："把这样好的珍奇果树锯倒了，岂不可惜！"赵构气得捶首顿足。

这时，只见法师收起锯子说："当今天子，把炎黄开创的华夏古国江山都舍得割掉一半，我何苦来可惜这一棵树！"

赵构听法师话中有话，竟满脸羞愧无言以对。

老法师越说越气，继续骂道："华夏江山，处处都有奇珍异宝，可那些做皇帝的人，只知道敛聚民膏，挥霍民财，全不顾富国强民之道，弄得今日战火遍地，国无宁日，岂不可惜？"

一番议论之后，法师才问赵构的来历。赵构应道："正是法师所责骂之人。"

净湘法师惊道："原来是皇上，小僧死罪！"

那位法师当然知道，面前的这位落魄公子就是怀有皇族血脉的康王，他之所以冒死说出那番话，就是希望赵构不要学宋徽宗和宋钦宗，贪图享乐，荒淫无道。

赵构虽然受了责骂，但因为他身在难中，再者法师所言句句都属实情，所以没有办法发脾气，只好说："法师乃忧国忧民，句句出于肺腑，何罪之有？"

法师又问赵构因何至此，赵构便将一路逃难经过讲给他听。了解情况后，老法师当即就在锯剩的树枝上，摘下了4枚李子敬献给赵构，并说："今日得见皇上，亦即光复有望，小僧再不锯树了。这4枚李子，聊表四方佛门弟子一番心意，愿皇上肩挑抗金复国重担，重整大宋江山！"

赵构离开寺庙，刚坐上马背便狼吞虎咽地啃起法师所赠的李子来。这李子皮薄汁多，赵构吃的时候无须张口牙咬，只要用指甲在李皮上挑开一个孔，放到唇边一吸，立刻便会琼浆玉露鲜甜盈口。

不一会儿的工夫，他便将4颗李子吃完了。但是吃得依然不尽兴，手里握着吃剩下的核仁不舍得扔，继续吸吮，结果一不留神，竟将手中已吮吸过的那枚李子核塞入口中咀嚼起来，咽下了喉咙。吃下去之后他只觉得质润多汁，浑身上下气血舒畅了，十分舒服。而这咽下去的核仁不是他物，就是郁李仁。

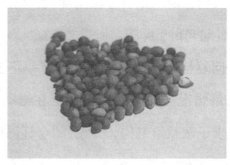

郁李仁

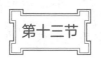

小和尚以"威灵仙"普济百姓

威灵仙善于治疗风湿疾病，是通络止痛的要药。李时珍曾说："威，言其性猛也。灵仙，言其功神也。"

在古医书上曾记载一段案例："有一病人，得手足不遂症，不履地者数十年，良医殚技莫能疗。"病人亲属将其放在道旁，乞求有人救治。一天，一位新罗僧见状，便告诉说："此疾一药可治，但不知此处有否？"并把药况描述一番。于是病人亲属便托人进山寻药，此药就是威灵仙也。病人经服后，数日便可下床活动。

威灵仙辛散温通，性猛善走。中医讲"痛则不通，通则不痛"，现代人风湿性关节炎、腰腿疼痛等都是因为经络不通造成的，而威灵仙就像是开山辟路的功臣，能通经活络。

此外，威灵仙还有一个很重要的作用，就是"消骨鲠"。生活中，我们吃鱼的时候，难免出现被鱼刺卡住喉咙的情况。而威灵仙味咸，能软化坚硬的东西，所以可以消骨鲠。使用的时候可单用煎服，含在喉咙里慢慢咽下，也可以和砂糖、醋一同煎煮后慢慢咽下。

关于威灵仙消骨鲠卡喉还有一则趣闻：相传江南有一座山上有座寺，叫威灵寺，寺里原有一位老和尚，治风湿和骨渣子误卡喉很出名。他每治一人，必先焚香念咒，再将香灰倒在一碗水里，让病人当场喝下，甚灵而病愈。他说这是佛法治好，故弄玄虚，实则碗中的水是治病的药水。他就是利用人们迷信的心理来赚香火钱，既欺骗了百姓，还欺骗了佛祖。

庙内有一个小和尚，在寺中备受虐待，而且他也看不惯老和尚骗取钱财的行径，便有意捉弄老和尚，用根本不能治病而无毒的野草煎水替代药水，喝后根本无效。

一天，有一位农户的儿子被兽骨卡住了喉，到威灵寺救治无效，老和尚便叫农户下山另请高明。这时小和尚悄悄端着一碗药水从后门追上说："佛爷不灵，吃我的药吧！"农户的儿子服后果然痊愈，农户连声感谢。从此老和尚香灰不灵了，求小和尚的越来越多，人们都说寺前香灰不治病，后门药水可活人。

后来，这个秘密终于被老和尚知道了，脸气得铁青，追赶小和尚算账，谁知一不小心，摔到阶下，一命归天了。此后小和尚成为寺里的住持，就大种能治风湿和骨渣子卡喉病的草药，凡到寺内救治者，分文不取。由于此药出自威灵寺，其灵效似仙，故人们就称此药为威灵仙。

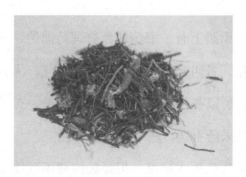

威灵仙

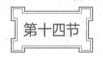

由龙鳞所化的"穿山龙"

话说很早以前，在东北长白山一带，由于当地人长年累月地干活，所以很容易得一种腰痛病。先是腰酸腿疼，再就是行动困难，后来就发展成瘫痪，丧失了劳动能力。

在长白山脚下有一家药铺，打理药铺的是一位老先生和他的女儿，名叫二丫。老先生为人和气，为穷人治病从不拿诊费，所以在当地很受老百姓的拥护。二丫跟着父亲耳濡目染地采药看病，所以也略懂中医。

虽然老先生医术精湛，但是始终找不到能治疗当地腰痛病人的草药。二丫清楚父亲的心结，每天看着上门求诊的病人失望回去，便暗下决心，一定要治好这些可怜百姓的疾病。

一日，二丫背了一个筐子，装了一把镰刀，一袋干粮，就走入长白山深处采药。她要去的地方是龙潭，听村里的老人说，龙潭这个地方非常危险，不但有野兽出没，还有传说的黑龙精住在那里，即便是经验丰富的老猎人也不敢去这个叫龙潭的地方。

但为何二丫明知山有虎偏向虎山行？因为二丫心想，山里的所有草药都寻遍了，只有龙潭这个地方未去，所以那里一定有珍稀草药。

二丫翻山越岭历经千辛万苦终于来到了龙潭，她搭了草棚安顿下来，便立马动身背着筐子上山采药。她尝遍了各种草药，但没有一种可以用的，于是非常沮丧地坐在一块石头上哭泣。

哭着哭着，二丫就睡着了，梦里有一位黑衣青年来到草棚，二丫吓了一跳，忙问："你是谁？来干吗？"青年彬彬有礼地鞠了一躬，说："我非常敬佩姑娘的胆识，更想帮姑娘一把，共同找一种治愈腰痛的药。"

二丫听到此处叹息着说："不行的，全龙潭我都找过了，没有一种是有用的。"

青年男子说："姑娘不用着急，只管待在这里便是了。等天亮后到龙潭周围去挖一种带龙鳞的草就行了。"说完，青年就走了。

二丫醒后天色已晚便起身回到草棚内，睡到半夜，忽然听见外面电闪雷鸣，好像马上就要下暴雨了。二丫冲出棚子一看，只见天上有一条小黑龙，正在往山上撞，撞一下就落下许多龙鳞，二丫头顿时流出了眼泪，她不忍心再看下去了，就走进了草棚。不一会儿，天慢慢地亮了，二丫头便按梦中黑衣青年的交代，走出棚子来。果然，她一出来就看见棚子外面生了许多长有鱼鳞的草，二丫已意识到这就是那个黑衣青年，也就是黑龙精。

看着黑龙精以自身鳞片所化的药材，二丫心中非常感动，便含着泪割了满满一筐子带下山来。回家后，老中医便以这种草药为主，配了几味别的草药，用来治疗腰痛病，没想到效果十分显著。

于是，二丫便把自己在龙潭经历的事情告诉了治愈后的乡亲们，大家非常感激黑龙精。为了表示他们的纪念，加上这种草根茎十分像龙，叶又酷似龙鳞，而且串根生长，生命力极强，于是便叫它"穿山龙"。

后来，穿山龙就成了民间用来治腰腿酸痛及筋骨麻木病症的主要药物，同时也是东北地区的特色药材。

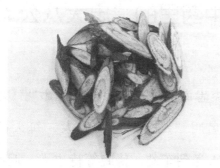

穿山龙

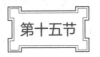

中药里的"忠犬八公"

　　狗是人类忠诚的朋友，有一部电影叫《忠犬八公》，讲述了一只名叫"八公"的秋田犬，每天都会在早上八点整将主人送到车站，傍晚等待主人一起回家。不幸的是，教授因病辞世，再也没有回到车站，然而八公在之后的岁月里依然每天按时在车站等待，直到最后死去。

　　在中药界，有一味中药的来源也和"忠犬八公"的故事很相似，它的名字叫"狗脊"。

　　传说很早以前，青城山下有个名叫张方的人，养了一只聪敏的黄狗，张方叫它"阿黄"。阿黄每日都和主人生活在一起，所以感情十分深厚。而且阿黄非常聪敏，竟然救张方于危难之中。

曾有一次，张方在外饮酒后，提灯笼回家，经过一片沼泽地时，竟醉倒在草丛里。灯笼里的烛火，燃着了身边的枯草，阿黄急得"汪汪"直叫，急忙跑向旁边的水坑，用爪子蘸了水，洒在张方的脸上。张方惊醒过来，看到草丛中火仍在烧，便折下树枝，把火扑灭。然后感激地吻了一下阿黄的脸，带它回家。

还有一次，张方因为夜里摸黑赶路，掉进一口很深的枯井里，阿黄急得"汪汪"叫，一直在井边守到天亮。直到有一个人经过，阿黄过去呼叫求救。那人走到井边，张方向他求救，但路人见阿黄通人性，便有心据为己有，于是要求张方将阿黄赠予自己。

张方无奈，便答应了路人的条件。那人才把张方救了上来，并用绳子系了阿黄，把阿黄带走了。张方十分沮丧，回到家十分想念阿黄，谁知道过了三天，阿黄竟然在夜里悄悄跑了回来。

阿黄每一次都能帮助主人和自己化险为夷，但是幸运之神从来不会一直眷顾谁。一天夜里，张方家里进了贼，阿黄与盗贼搏斗，盗贼慌乱之下竟用匕首刺穿了阿黄的喉头，鲜血顿时涌了出来。张方醒后高喊抓贼，邻居们闻声赶来，把贼捉住送到官府治罪。他们走后，张方挣扎着爬起来，一眼看到阿黄死在血泊里，心疼得放声大哭。

张方含泪埋葬了阿黄，之后每隔几天，他就去坟地看看，有时候也会坐在坟前和阿黄聊天。1个月后，见阿黄的坟头上长出了一株草，草叶上有密密麻麻的黄毛，很像阿黄。张方便拔起这草，放在鼻边闻着，一阵异香，浑身舒畅，他患病的腰部伤痛仿佛好了不少。他想：一定是阿黄送这药来给我治腰伤了。于是，就将这草连根拿回家去煎了吃。不久，腰伤果然痊愈了。

阿黄即便是死去了，也在尽心为主人解决一点困难，后来人们都感慨于这条狗的忠诚，便将这能治疗腰痛的草称为"狗脊"。

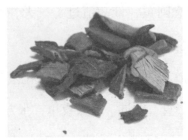

狗脊

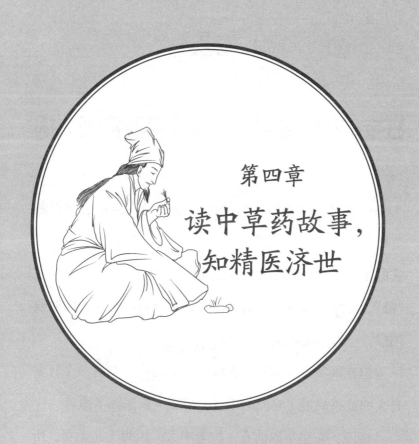

第四章

读中草药故事，
知精医济世

第一节

狂妄徒弟一知半解，错用麻黄酿成大祸

麻黄是治疗感冒时常用的一味中药，但是它的根和茎却有两种截然相反的功效。它的茎可以用来发汗解表，它的根则是具有收涩止汗的作用，一个主"开"，一个主"散"，治疗风寒感冒的时候用茎，治疗自汗、盗汗的时候用根，千万不能搞混了。

但在麻黄草还叫作"无叶草"的时候，就有一个狂妄自大的徒弟搞混了它们的用途，酿成大祸医死了患者。

传说，在很早以前有一位老中医，因为无儿无女，所以十分宠爱自己所收的小徒弟，一心想把自己的所学和临床经验传授与这个徒弟。

可不曾想，这个徒弟眼高手低，很是狂妄。他对于知识，才学了点皮毛，就以为自己掌握了全部，自以为是。
渐渐地竟然连师父都不放在眼里，平常收的诊金和卖药的
钱也偷偷花掉。师父看着这个不肖的徒儿，伤透了心，终
于决定不再管他，对他说："你的翅膀也硬了，为师已经
没有什么可以教给你的了，你去自立门户吧！"

这徒弟一听师父终于同意自己另立门户，于是欢呼雀
跃地向师父辞行。

临行前，师父还是不放心，又交代他说："在众多草
药中，一个叫无叶草的中药你一定要分辨清楚，切不可随
意给别人吃？"

徒弟问怎么了。

师父回答说："这种药的根和茎用处不同，发汗用茎，
止汗用根，一朝弄错，就会死人！记住了吗？"

徒弟虽然嘴上说知道了，但心却早已飞向了外边的花
花世界，所以压根没有把师父的话留在心里。

从此，师徒分别，各自行医卖药。徒弟自己开了所诊
所，门店开得比师父的还要气派，虽然医术不及师父，但
却自诩什么病都能看。

但没多久，这个自以为是的徒弟就医死了一位患者，原因就是因为吃了无叶草。死者的家属将他告上了县衙，这徒弟竟然忘恩负义，为自己辩解说，自己的药方都是跟着师父学的，所以责任并不在自己身上，而是因为师父。

县官把师父找来问："你是怎么教的学生，竟让他活活把人医死了，该当何罪！"

老师神色不慌不忙地说："小人无罪，关于无叶草，我确实是按医书上教他的，不信你让他背背口诀。"

县官听了，就问徒弟："你还记得吗？背出来我听听"。

徒弟背道："发汗用茎，止汗用根，一朝弄错，就会死人"。

县官又问："那你所医治的病人是有汗还是无汗？"

这时徒弟才意识到自己所医治的病人浑身出虚汗，而自己竟然给他用了发汗的茎。

县官大怒："简直是胡治！病人已出虚汗还用发汗的药，能不死人？"说罢，命人打了徒弟40大板，判坐3年大狱。师父没事，当堂释放。

　　徒弟在狱中过了 3 年，吸取了教训，才知道医道深奥，后悔自己当初马虎大意，自以为是，变得老实起来。于是他又找到师父认错，表示痛改前非。师父见他有了转变，才把他留下，并向他传授医道。打这儿起，徒弟再用"无叶草"时就十分小心了。

　　因为这种药草给他闯过大祸惹过麻烦，就起名叫作"麻烦草"，后来，又因为这草的根是黄色的，才又改称为"麻黄"。

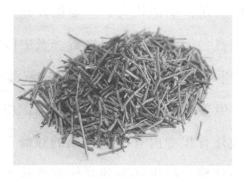

麻黄

生姜解半夏的传说

生姜是厨房中不可或缺的调味佳品，其实它还是一味重要的解表药，中医认为，生姜能发汗解表，温中止呕，解半夏、天南星、鱼蟹之毒。老中医嘴上常说的顺口溜"生姜解半夏"，就蕴含了它的解毒作用。

关于"生姜解半夏"还有一则传说，相传唐朝时期，长安城外香积寺内有个叫行端的和尚，有次晚上去南五台山砍柴，结果回来的时候就变成了哑巴，人们对此非常诧异，都议论纷纷，认为山上了出现了妖魔，吓得众僧都不敢再上山砍柴了，一时间闹得人心惶惶。

香积寺的方丈急忙带领众僧在佛前做了 81 天道

场，让佛祖为行端和尚驱魔，可是无济于事，行端仍不能说话。这时寺庙里略懂医术的僧人德始提议让行端前去求医于长安城里一位医术高超的名医刘韬，方丈同意了。

随后，行端一人前往长安城内拜见了名医刘韬。刘韬经察颜望诊、号脉后说："大师先回，待我明日上山瞧瞧究竟再行处置。"

第二天刘韬来到山上，按着行端和尚以前常走的路程走了一遭，回来后便胸有成竹地从药袋里取出一块生姜对方丈说："尊师放心，请那沙弥速将此药煎服，三五日内定能药到病除。"

生姜是常见之物，就连自己亲自做法都治不了的病，一块轻而易得的生姜就能有效吗？方丈心里不解，但还是按照刘韬的嘱咐做了。不料时过 2 日，行端和尚连服 3 剂姜汤，胸中郁积渐解，咽喉轻松爽利。又连服了 3 剂，竟能开口说话了，寺中众僧都惊讶不止。

小小生姜竟然有如此奇效，方丈询问原因，刘韬说："此乃沙弥误食山中半夏所致，用生姜一解，药到病除，并非什么妖魔所害。"

从此，众僧也除掉了心病，照旧上山砍柴，危机就这样过去了，寺庙里又回归到祥和的气氛中。

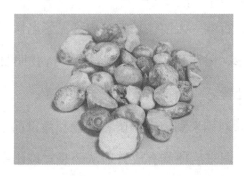

半夏

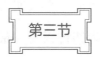

哮天犬与胡荽的故事

哮天犬是中国神话传说中二郎神身边神兽，辅助他斩妖除魔，是得道仙犬。

而胡荽，是我们再熟悉不过的提味蔬菜，北方人俗称"香菜"，由于状似芹，叶小且嫩，茎纤细，味香，是汤、饮中的绝佳佐料。

这一个在天上，一个在地下，看似两个风马牛不相及的东西，却发生过一段动人神话故事。

传说，商以前民间并无香菜。看过《封神榜》的都知道，商纣王是一个昏庸无道的君主，他宠信妖妃妲己，残害忠良，人民苦不堪言。于是，周武王顺天意，主正义，集诸侯，讨伐商纣，替天行道。

赵公明原本是峨眉山罗浮洞中的一位仙人，被商纣王的太师闻仲请去助商抗周。赵公明法力无边，曾把姜子牙打得落花流水，但因为违抗天意，最终命丧疆场。赵公明死后，他的3个妹妹，云霄、琼霄、碧霄立誓为兄报仇，并与姜子牙对阵。

两军激战混乱中，杨戬放出了哮天犬，把碧霄的裤裆一口扯烂，碧霄在众人面前丢了面子，于是怀恨在心，随后找了机会，联合云霄、琼霄把哮天犬杀死了，并且扒皮吃肉，以泄心中怨气。

哮天犬为讨伐暴纣献出了宝贵的生命，但因为它是仙犬，随后在掩埋它尸骨的地方长出了一种草，香异无比，后人称为香菜。因此，道家也将胡荽当作驱邪镇鬼的法宝。

这就是哮天犬与胡荽的故事。虽然仅是传说，但胡荽真的有神奇的药用价值，李时珍在《本草纲目》中说："香菜可消谷，补虚，治五脏。"

传统中医认为，香菜性温味甘，能健胃消食，发汗透疹，利尿通便，祛风解毒。而且因为胡荽本身有刺激性气味而少虫害，所以不需要喷洒农药，接近有机食品，非常适合生食、泡茶和做菜用。生活中，我们可以把香菜叶子或整棵香菜洗净，用沸水冲泡饮用，有益健康。

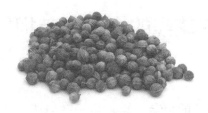

胡荽子

第四节

不花钱的中药"芦根"

芦根是芦苇的根茎，喜欢生长在河溪、池塘边等潮湿的地方，非常易寻，它虽然质朴无华，但一丛丛婀娜的芦苇迎风摇曳，也会显得别有一番风趣。有诗云："迎风摇曳多姿态，质朴无华野趣浓。"

芦苇看似普通，其实全身是宝，芦叶、芦花、芦茎、芦根都可以入药。医书上说它能"清肺止渴，利水通淋"，是治疗温热病的要药。

因为芦苇的适应能力强，只要有水的地方，就能落地生根，所以又被老百姓称为不花钱的中药。关于它，还有一个美丽的传说。

据说很早以前，江南某地有一个开药铺的老板，因为方圆百里只有他一家药铺，不管谁生病都得买他的药，所以他在价格方面进行垄断，成为当地的药霸。

恰逢一次，有家穷人的孩子发了高热不省人事，病情十分危重。大夫给他开的药是"羚羊角"。可是这个药非常珍贵，1g就要10两银子。穷人哭诉着央求药店老板能不能少一点，药店老板非常绝情地说："吃不起就不要吃，那就等死吧！"

穷人没办法，只能含着眼泪回家眼睁睁看着孩子没有办法。就在绝望之际，门外来了个讨饭的叫花子，了解到孩子发高热，家里因穷买不起那位药铺老板的药，便说："退热不一定非吃羚羊角不可。"

穷人急问："那还有便宜的药可以替代吗？"

叫花子笑着说："当然，我知道一种不用花钱的中药。"

这世上还有不花钱就能弄到的治病药？就在穷人疑虑之际，叫花子说："我云游四方，曾在别处见有名医用芦根退热，你去水塘边，挖一些鲜芦根，回家给孩子煎服，准好！"

穷人急忙到水塘边上，见满地都长着芦苇，它挖出芦苇取根，煎服后孩子果然退热，醒了过来。

从此，这里的人们发高热时就再也用不着去求那家药铺了，而是去河溪边、池塘边挖不用花钱的芦根。

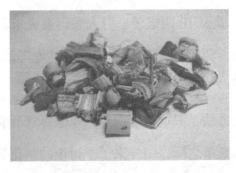

芦根

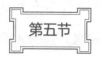

第五节

粗心秀才与夏枯草

很多凉茶里都含有一味共同的中草药，名叫"夏枯草"，这个药具有清热泻火、明目散结的功效，夏天的时候将夏枯草煎煮或者是冲泡服用，可以起到防暑降温的效果，所以是制作凉茶的主要成分。

中医有个病叫瘰疬病，相当于西医的淋巴结结核，是由于肝气郁结不舒所引起的。夏枯草善于辛散开郁，因此适应此证。

传说从前有个秀才，母亲得了瘰疬病，秀才知道了心急如焚，他找过一些大夫，但大夫一听得的是瘰疬病，都摇摇头说无能为力。

一天，一个游街郎中路过秀才家，得知他母亲的疾病，便对秀才说："山中有一种草药，能够治愈你母亲的疾病。"说罢，秀才就随着郎中上山去采药，他们采了一种紫色花穗儿的野草回来，让秀才给母亲煎汤内服。果然，喝了十几天后，病就痊愈了。

秀才十分感激，挽留郎中在其家里，盛情地款待他。郎中白天上山采药、卖药，晚上就和秀才聊天。渐渐地，秀才开始对医道产生了浓厚的兴趣。不过，郎中告诉秀才，医学知识浩瀚繁杂，需要认真刻苦研读，才能成功。

不久，郎中又要继续远行，临走时他指着为其母亲治病的草药说："这味草药善于治疗病病，但你要千万记住，此种植物夏天一过，便会枯死，就采摘不到。平常需要及时采集，留存备用，不能等到用的时候再去找。"

但这秀才生性有点懒惰，他虽然口中说记住了，但母亲的病一好他就将挖药的事抛之脑后了。

有一年，县官的老母亲也得了疗病病，县官为了看病，四处张榜求医，秀才看后自认胸有成竹而前去揭榜，随后便上山采药，可他寻遍了附近山坡野地，却连一棵药草也没有找到。

县官随即认定秀才是个江湖骗子，便打他 50 大板。秀才十分委屈，但不知道问题出在哪里。直到第二年，当年的郎中又回到了秀才家，秀才对他埋怨道："你让我挨了县官 50 大板，害得我好苦呀！"

郎中听了实情的缘由后骂他糊涂，摇头叹息说："临走时我是不是曾告诉你，夏天一过，这草药就会枯死，就采不到了。而你上山寻药的时候是秋季，自然寻药无果。"秀才这才恍然大悟，为了吸取教训，他就把这草药，命名为"夏枯草"，以此提醒自己，这种草药只在春末夏初才能采得到。

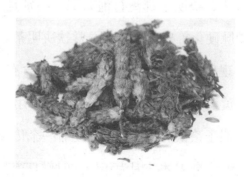

夏枯草

第六节

老秀才门前野草，竟然是明目良药

决明子的"明"是明目的意思。中医学认为，决明子味甘、苦，性微寒，入肝、大肠经，具有清肝明目、润肠通便等功效。

自古以来，决明子都流行泡茶喝，特别是患有眼疾、高血压、动脉硬化等疾病的患者，常饮决明茶对强身健体大有益处。现代医学研究发现，决明子中含有决明子素、大黄酚、大黄素等物质，对视神经有保护作用。

关于决明子茶饮明目的故事，还有一个传说。

从前有一个老秀才，因为年轻的时候日夜苦读，所以60多岁就得了眼疾，视物不清，老眼昏花，人们都嘲笑他，称呼他为"瞎秀才"。

　　老秀才平日里喜好种一些花花草草，门前长着几株野草，非常茂盛。一天，一个南方过路的药商从他门前经过，见他正打理门前的野草，就凑上去问这草苗卖不卖？

　　老秀才问能卖多少钱，药商回道，你要多少钱就给多少钱。秀才见这商人买得如此心切，便料定这几株野草绝非普通的野草，肯定有什么特殊的功效，怕吃了亏，便拒绝了。

　　过了 2 日，南方药商又来找他要买那几株草。这时瞧秀才门前的草已经长到 3 尺多高，茎上已经满了金黄色花，老秀才见药商又来买，对自己之前的猜测更加肯定，笃定这些野草一定是宝贝，于是再一次拒绝。

　　等到秋天到来，这几棵野草结了菱形、灰绿色有光亮的草籽。老秀才一闻草籽味挺香，觉得准是好药，就抓了一小把，每天用它泡水喝。这日子一长，竟然把自己的眼疾治好了。原来这药物有治疗眼睛视物不明的作用。

　　这时，药商三顾茅庐，再一次找到老秀才，发现门前已经没有了野草，药商问去哪里了，秀才就把野草籽能治眼病的事说了一遍。

药商听后说："既然你已经发现了此药的功效，我也就不再瞒你了，野草的草籽名为决明子，是治疗各种眼病的良药，要不我怎么会三番五次买你门前的这几株看似不起眼的野草呢！"

"愚翁八十目不瞑，日数蝇头夜点星，并非生得好眼力，只缘长年饮决明。"这就是决明子的故事，老秀才得益于常饮决明子泡的茶，一直到80多岁还眼明体健。现代，对于经常用眼，眼睛干涩的朋友，也可以向这个老秀才学习用决明子泡茶。

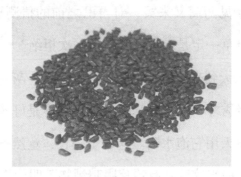

决明子

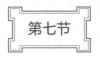

胡适与黄芪的不解之缘

黄芪的药用迄今已有 2000 多年的历史。相传古时候，有一位善良的老医生医术高明且谦和厚道，乐于助人，因为老人身体消瘦，面色淡黄，人们都尊称他为"黄耆"。后来老人死后，在他墓地旁边生长出一种味甜，具有补中益气、利水消肿的草药，人们为了纪念这位老者，就把这个药称为"黄芪"。

关于黄芪这味药，一直不相信中医的著名学者胡适，还与它有着不解之缘。

故事发生在 1920 年，当时胡适才刚刚 30 岁，可是本应该身强力壮的他却病倒了，原因是得了糖尿病肾病，全身水肿，多食、多尿。胡适一向推崇西医而排斥中医，所以起先治病，他一直是在吃西药，可是吃来吃去，病情非但没有改善，反而西医大夫们告诉他这个病已经无药可救了，还向胡适家属发出通知："无法挽救，速备后事。"

胡适和家属万分忧虑，陷于绝望之中。这时身边的人提议，不如去试试中医治疗。

但是胡适比较固执，认为中医不科学，不足信也。但是耐不住亲朋好友的劝说，既然西医已下定论，无能为力，何不去请中医诊治？总不能坐以待毙。

于是，胡适决定去拜访一下当时北京著名的中医名家陆仲安先生。胡适认为，西医都解决不了的问题，中医肯定也没有办法，不曾想，陆仲安一番望闻问切后，对治疗胡适的病充满信心，用很肯定的语气说："此事易耳，饮我此药如不愈，唯我是问。"

陆仲安非常擅长用黄芪，人称"陆黄芪"。于是，陆仲安结合胡适的病症，以大剂量黄芪配伍党参、石斛、黄精、山药、地黄等中药煎服，胡适的病情果然得到了明显好转。

胡适服用黄芪一段时间之后，就药到病除了，去协和医院复查，所有病状竟然全部消失。医生们大为惊讶，提出化验分析胡适服用的中药，探索中药的奥秘。原来认为中医不科学的胡适，却被中医治好了病，更是让他别有一番感慨。从那时起，"洋气"的胡适先生便对中药黄芪青睐有加。

中年以后，胡适更是常用黄芪泡水，代茶饮用，一直活了70多岁。他曾在他的日记中写道："先呷几口黄芪水，然后走进教室，讲起课来就会精力倍增。力不从心，甚至疲惫不堪时，喝上黄芪水，就会换一种感觉。"由此可见他与黄芪之间的不解之缘，甚至对它产生了依赖。

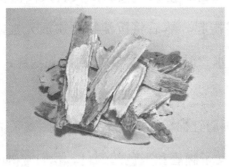

黄芪

第八节

颜料入药也能治病

　　青黛，为植物马蓝、蓼蓝、菘蓝等植物的加工制品，显粉末状，以紫蓝色而质轻者为上品，青灰色而质重者为下品。后者不内服，只可外用。加工时采其茎叶置缸中用水浸之使发酵，捞去茎枝，加入石灰浸湿搅拌，数日后将其沉淀捞起。然后将沉淀物再次放入缸内，加一定量的石灰和水，时时搅拌，则液面浮起泡沫，捞起泡沫，晒干即成。

　　"青黛画眉红锦靴，道字不正娇唱歌"。在古代，青黛常用来作为女子画眉和上色的颜料。我们常讲的成语"青出于蓝而胜于蓝"，原意指的就是青黛形成的过程。

　　青黛除了可以给人类带来美丽的视觉享受，入药则可以清热泻火，凉血解毒。

比如说，上火目赤肿痛的时候用用青黛、黄连泡水清洗眼睛，会起到很好的治疗效果。

关于青黛，历史上还有这样一个有趣的故事：据说唐永徽年间，降州地区有一僧人，喉咙感觉有异物，咽不下食数年，十分痛苦。他临终前对徒弟说，让死后剖开他的喉咙看看那异物到底是什么东西，令他如此痛苦。

随后，徒弟们根据遗嘱，奉命将老和尚的喉咙打开，取出一物，形状像一条有两个鱼头的鱼，遍体长满肉鳞，放入钵中，跳跃不已。徒弟们好奇地找来各种食物让它食，却瞬间化成了水，于是知道此物定是邪物，不宜留存。便

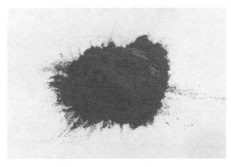

青黛

又找来各种毒药，想毒死它，但都无济于事，同样也化成了水。

大家左试试，右试试。这时一个僧人赶快找来青黛投入钵中，只见那怪物似很害怕的样子来回奔走，一会儿便化成了水。

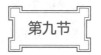

长工献药，得名贯众

贯众，苦寒，有清热解毒、杀虫之功。经常用于驱杀蛔虫、绦虫、钩虫等多种肠道寄生虫疾病。

关于它的来历，相传从前有一个目不识丁的长工，一辈子帮老财主一家干活，性格淳厚质朴。一年夏天，他给财主家的菜园除草，顺手挖到一把草根丢在一旁。过会儿一看，不由倒吸一口凉气，发现草根旁边的蚂蚁全部死掉了。

难不成这草根有杀虫的作用？长工心想，于是又捉来许多青虫、黑壳虫、毛虫、大黄虫等毒虫进行试验，发现把这种"毒草根"砸烂撒到它们身上，不一会儿工夫，这些虫全死了。

于是，这位老长工明白这不知名的草确实有杀虫的作用，他在心中默默记下这草的形状。

这件事过后不久，财主家的儿子患了疳积，不思饮食，日渐消瘦，请医生诊脉，医生说孩子体内有几种寄生虫，只有将孩子体内的虫打掉，孩子的病才能好，可是什么药能吃到肚子里杀死虫子呢？医生也叹气说，从来没有遇见这样的情况，他也不知道什么药有杀虫的作用。

老长工听到大夫的话，想到了前些时日自己发现杀虫的杂草，便自荐说自己可以帮孩子除去腹中的害虫。一个目不识丁的下人，能有什么办法？老财主不信，呵斥几句令他退下。

又过了几天，老财主的孩子病情进一步恶化，请了许多大夫都开不出对症的中药。眼看着孩子命不久矣，老财主决心试一试长工的办法。于是，老长工将把自己发现的能毒杀虫的草药汁端给财主的儿子服，财主儿子服后，大喊肚子疼痛，叫得山摇地动，几乎死过去。

这下把老财主吓坏了，悔恨自己不该听老长工的话，当下把老长工捆绑起来关在柴房，准备第二天一大早送往官府。可没想到的是，第二天早饭后，孩子的大便里拉出了几十条虫，虫拉尽了，财主的儿子肚皮也不痛了。

后来老长工挖了许多这种草药根，替左邻右舍的孩子驱虫。他治好了许多患虫病的孩子，可是从不收取病人家的一分一厘药钱，病患者非常感激他。

老长工一辈子没有结婚，无儿无女，到了晚年知道自己命不久矣，于是打算将打虫的草药公布于众。

一天正逢乡里赶集，老长工趁这个机会，采挖了一棵药材标本，站在人群中间，向赶集的群众高呼："乡亲们，我向大家献出杀虫药。"他把药材标本举过头顶，说："这就是我平时给大家孩子治病的草药，我这老身子骨活不了多久，今后不能为大家治病了，我一生没有娶妻生儿育女，只有把这种杀虫药奉献给大家。今后你们家孩子患有虫病，就不必去求医买药了，去山上挖这种草药给自己的孩子杀虫就行了。"

在场的人很受感动，称赞他是一位好长工。人群中有位老秀才则对大家说："老长工精神高尚，无私地向众人献药，打破了历代秘方不外传的惯例，'贯'者通也，'众'者大家也，我就为此草药命名为'贯众'吧！"

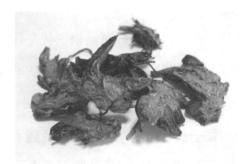

贯众

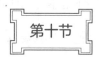

蒲公英治乳痈

小时候，我们都喜欢在田野间对着伞绒一样的蒲公英吹口气，然后看着一瓣瓣小雨伞四处飞舞，飘落到天涯海角，像四海为家的游子落地生根。

《新修本草》记载蒲公英"主妇人乳痈肿"。

乳痈是发生于乳房部的急性化脓性疾病。其临床特点为：乳房部结块、肿胀疼痛，伴有全身发热，溃后脓出稠厚。而蒲公英有很好的清热解毒、消肿散结的功效，所以历来是治疗乳痈的要药。

蒲公英专治乳痈的功效起初并不被人所熟知。相传，古代有一户人家未出阁的小姐莫名其妙地得了乳痈，又红又肿，疼得坐立不安。但是因为羞于启齿，所以一直不敢让别人知道。但是随着症状逐渐明显，还是被母亲发现了，在封建礼教的思想下，母亲下意识地就怀疑女儿生活不检点，不分青红皂白地骂道："不要脸的东西才害这种见不得人的病，给爹妈丢人啊！"

小姐听出母亲话中有话，又羞又气，可又无法说清。于是委屈地心一横，趁着夜深人静，独自出走，来到江边投江自尽了。

但天无绝人之路，恰巧此时有一条渔船经过。船上有个姓蒲的老渔夫和他的女儿趁着月光撒网捕鱼。渔夫见有人投江，便忙跳入江中把小姐救起。上岸后，渔夫升起炉火，沏壶热茶，然后向小姐问起轻生的缘由。小姐便把患有乳痈的事情告诉了渔家父女。

姑娘禀告给父亲，渔夫说不用担心，他知道深山里有一种药可以治疗小姐的病。

第二天，渔夫果真从山上挖回一种有锯齿长叶、长着白绒球似的野草，熬成药汤，给小姐喝了。渔夫和女儿照顾了些日子，小姐的病就好了。

直到听说小姐投江自尽，他父母这才知道冤屈了女儿，又悔又急，忙派人到处寻找，一直找到渔船上。小姐哭别渔家父女，老渔夫让小姐把剩下的药草带着，嘱咐他如再犯病时煎着吃。小姐给老渔夫磕了3个头，回家去了。

后来小姐叫人把药草栽到花园，为了纪念渔家父女，因为只知老渔夫姓蒲，尊称：蒲公，姑娘叫英子，她给这种药取名叫"蒲公英"。从此，蒲公英治乳痈的事情就传开了。

经现代药理研究表明，蒲公英植物体中含有蒲公英醇、蒲公英素、胆碱、有机酸、菊糖等多种成分，有利尿、缓泻、退黄疸、利胆等功效；同时含有蛋白质、脂肪、糖类、微量元素及维生素等，有丰富的营养价值，可生吃、炒食、做汤，是药食兼用的植物。

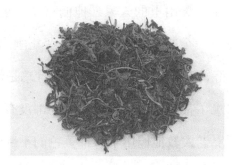

蒲公英

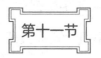

清肝明目千里光

中药中有味药叫"千里光"，听名字都知道它应该和眼睛有关。中医认为，千里光苦、寒，能清热解毒，清肝明目。《本草图经》记载"与甘草煮作饮服，退热明目"，而千里光之名就是寓意能看见千里之外的事物。

关于千里光名字的由来还有个美丽传说：据说很久以前，有一户住在深山里的人家，他们有2个可爱的女儿，一个叫美美，一个叫冬冬。但是2个女儿刚出生的时候，眼睛都不太好，看不到远处的东西，而且总是流眼泪。

老两口求了很多名医、用了很多药都没有效果，直到后来一位百岁老人教他们用了一种黄色的不起眼的小花儿煮水后，用冒起来的热汽来熏孩子的眼睛，从此美美和冬冬就有了一双明亮美丽的大眼睛。相传她们俩可以看到千里之外。于是人们就称这种植物为千里光了。

眼睛是心灵的窗户，有一双炯炯有神的大眼睛一定会给你的气质增添不少。但是，随着学业逐渐繁重，学习压力大了，视力就像赛车一样，以迅雷不及掩耳的速度飞快往下冲坡，给花季的脸庞架上厚厚的镜片。

其实，学生前期的视力衰退很多是假性近视，是因为眼部疲劳干涩引起的，大可不必立即在鼻梁上架上沉甸甸的眼镜。这个时候，我们用千里光煎水洗眼睛，或者直接以千里光泡茶，用蒸腾的热气熏洗眼睛，这样就能缓解眼部疲劳，还你一双明亮的大眼睛。

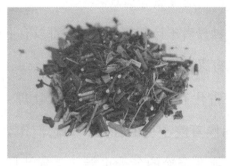

千里光

第十二节

女儿出嫁，父亲只赠牡丹皮

"唯有牡丹真国色，花开时节动京城"。牡丹是花中之王，象征着华丽与富贵，被世人争相赞颂，而牡丹的干燥根皮也是一味常用的中药，名为牡丹皮，简称丹皮。中医认为其味苦、辛，微寒，归心、肝、肾经，具有清热凉血、活血化瘀、退虚热等功效。

古来爱牡丹者不计其数，但相比都没有下面这位花农爱得痴，迷得深。

相传，古代有个老花农非常喜欢牡丹，近乎痴迷，整日精心伺候着院子里的牡丹，将它们作为宝贝疙瘩。而且，为了能在寒冷的冬季也能欣赏到牡丹的美丽，他想了一个办法：春天的时候就拿张纸，拿杆笔把牡丹画下来。从幼芽出土就画，一天画一张，一直画到落叶，画得栩栩如生。

因为他年年画，时间长了竟画了几箱子，地里没了牡丹，就看纸上的。有人要买他的画，他不卖，像宝贝似的保存着。花农对牡丹的痴迷最终感动了花神，于是花神便施法，赐予花农"神笔马良"的法力，只要他在纸上画出牡丹的幼芽，那牡丹，第二天就长起来，再一天又开了花，不用培土浇水。花农每天乐此不疲地画牡丹，沉醉其中。

这转眼到了女儿出嫁的年纪，虽然定了媒约，但老花农一直不操心置办嫁妆的事，还是整天照护他地上的牡丹，纸上的牡丹。女儿急得团团转，以为父亲不关心她，委屈地直掉眼泪。

直到出嫁那一天，老花农捧出了一个不大的梳妆匣，上着锁、贴着封条，他把钥匙小心地交给闺女，并语重心长地说这就是自己留给女儿的嫁妆，一定要好好保存。

女儿看着小小的梳妆匣，心想这里边会装什么值钱的嫁妆，是银票，还是珍珠？

话说这女儿进了婆家门，男方家亲戚一看嫁妆只是一个寒酸的梳妆盒，纷纷表露出讥笑之意，脸上好像挨巴掌一样难堪。终于捱到了夜深人静的时候，花农的女儿迫不及待地小心搬出小匣，打开锁，撕去封条，轻轻掀开盖细瞅，里面是一叠折得方方正正的纸。

女儿急不可耐地拿出一看，哪里是什么银票，竟是一张青枝绿叶粉红色的牡丹画。她越想越恼，一把抓过画纸就撕。新女婿紧拉慢扯拦不住，手被擦破了，呼呼地淌血。花农女儿慌了赶紧用手中的烂纸给丈夫擦血。谁知只擦了一下，血没了，连伤口也不见了。

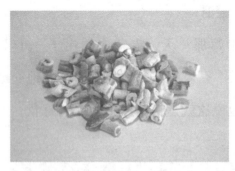

牡丹皮

两人看傻了眼，再仔细一瞧，发现画中的牡丹根正吸收着沾染的血迹，没想到这牡丹根竟然有止血的效果。原来父亲赠送自己的竟然是一份无价之宝，小两口顿时喜上眉梢。后来，他们二人便做起了牡丹皮的生意，并逐渐成为当地的富豪。

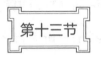

慈禧与地骨皮

生活中有一种症状，名为"骨蒸"，就是身体发热，热气犹如从骨头里透发出来一般。而中药地骨皮是除骨蒸的要药。中医认为地骨皮甘寒清润，能清肺肾之虚热，除有汗之骨蒸，为退虚热、疗骨蒸之佳品。

据现代药理分析，地骨皮的乙醇提取物、水提取物及乙醚残渣水提取物等均有较强的解热作用。

地骨皮其实是枸杞的干燥根皮，枸杞大家都十分熟悉，为什么枸杞根被称之为地骨皮呢？这得从慈禧说起。

话说有一天，慈禧太后觉得胸闷，视物模糊。朝廷御医多次诊治都没有效果，慈禧十分气愤，说再治不好就要治御医的罪。

御医退下殿后商量治病对策，这时路过的一位将军知道后便对御医们说，他乡下的母亲曾患过和太后类似的病，起初也是怎么治都不好，后来一位游街土郎中，在山上挖来枸杞根，洗净后剥下根皮，嘱其煎服后，其母病愈。众御医听后，便推举这位将军献方。

慈禧太后立即诏令将军回乡取药。将军不负众望，从家乡取回一大包枸杞根皮，亲自在太医院煎好药汤，送至内宫，照护太后用药。几天后，太后眼睛渐渐明朗，精神也好多了，便问将军用了何种妙药。

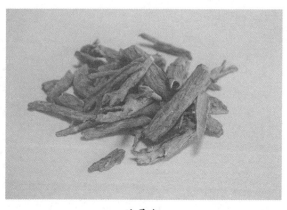

地骨皮

这将军心里就想，枸杞的"枸"和"狗"同音，万一自己说枸杞皮惹太后不高兴怎么办，毕竟伴君如伴虎。于是，为免太后生疑，便择个吉利名称"地骨皮"。

慈禧太后欣然赞叹："好，我吃了地骨之皮，可与天地长寿！"

从此以后，枸杞根便叫地骨皮了。

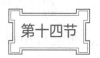

学医一知半解，开药害死孕妇

在《西游记》中，有一则有趣的故事，就是唐僧在西天取经的路上，经过朱紫国。恰逢朱紫国的国王生了病，国内无人能够医治，所以张贴皇榜说，"如有外国医生能治好国王的病，将以本国粮食一半相赠"。

孙悟空见状就撕下了皇榜，到了皇帝面前他说需要准备 800 味药材。唐僧、八戒和沙僧都不明白为什么需要这么多药，孙悟空说，他这样说只是让他们琢磨不透，难识我神秘之方。其实，孙悟空只用了大黄、巴豆各 1 两，做成丸药给皇帝服之，病果然就好了。原来皇帝患的是肠胃不通的疾病。

大黄是泻下通便的中药，因为药力峻猛，所以古代医家常称之为"将军"。

关于大黄名字的来历，相传古代有一个姓黄的人，家里世世代代都是医生，而他自小跟着父亲进山采药，所以拥有采药绝技。因为特别善于采挖黄连、黄芪、黄芩、黄精和黄根5种药材，所以人们送给他一个称号叫"五黄先生"。

五黄先生每到春天，都会进山采药，因为路途遥远，进山后要好几天出不来，所以他时常借宿到山里的一户农家。长年累月，五黄先生就与这户人家结下了深厚的友谊。

有一年春天，他再次进山采药，按照往常惯例，夜晚的时候他来到农户家投宿，可到了一看，农户的房子只剩下了一堆废墟。经过打听才了解到，这户人家在前不久失火了，房子焚烧殆尽，只能搬到山里一洞穴居住。

五黄先生找到山洞，决心帮助这户人家渡过难关，就对他们说："你们以后跟我学采药好了，不要住在山洞中了。"

于是，这户人家就跟着五黄先生学识药、采药的本领，渐渐地能维持温饱，生活得到改善。可是这户人家见五黄先生每天给人诊病，络绎不绝，便慢慢产生了不满足的想法，就暗中注意五黄先生是怎么给人治病开药的，久之他们也得到了一些门道。

有一天，五黄先生出门不在家，恰巧一个孕妇来看病，症状是拉肚子。农户家男主人心想，五黄先生给人治病，总归是那几样药物，又有何难？所以他就按照自己所观察到的，给这孕妇开了黄根。结果孕妇服了不但不止泻，反而拉肚子更厉害了，没两天就死了。

病人家属将开药方人告到衙门，官府审明经过，判为庸医害死人罪。五黄先生知道后替这户农家求情说："他是跟我学的，我没教好，罪在于我。"并愿意以自己的积蓄赔偿孕妇的家属，县官这才不再问罪。

这黄根原来是大苦、大寒之药，能泻下攻积，药力峻猛，所以平常自己都是谨慎使用。五黄先生心想，这药物既能救人又能杀人，应当起一个能警醒世人的名字，于是将"黄根"改名"大黄"，以免后人再错用它。"大黄"即意其为大泻之药，不可乱用。

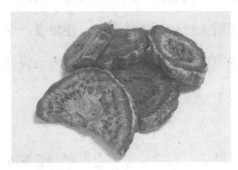

大黄

　　健康所系，性命所托。医学面对的是人的生命，人的生命只有一次，所以容不得我们儿戏对待，如果同学们今后有幸选择医生这一职业，一定不要犯像农户那样的错误。

宁得一把五加，不用金玉满车

五加皮入药已有2000多年的历史了。《神农本草经》记载："五叶交加者良，入药系用其根皮，故名五加皮。"

提起五加皮，不少人会联想到历史悠久的"致中和五加皮酒"，该酒以五加皮为主要原料，精心酿制而成，饮之舒畅开怀，可谓集酒类之醇美与滋补品之保健于一体。关于五加皮酒，民间还流传着一段佳话。

话说在很久以前，浙江新安江畔住着一个叫致中和的青年，他为人忠厚，并有一手祖传造酒手艺。有一天，东海龙王的五公主来到人间，爱上了淳朴勤劳的致中和，后结为伉俪，两个人在小镇上靠营酒为主，过上了幸福快乐的日子。

当地环境潮湿，所以很多百姓年老后都患上了风湿病，五公主心地善良，她见百姓被疾病折磨得难受，便建议致中和酿造一种既能健身又可治病的酒来。

经五公主指点，致中和在造酒时加入了五加皮、甘松、木瓜、玉竹等名贵中药，此酒不但有舒解疲劳的功能和祛风湿强腰膝的作用，还善治筋骨拘挛、手足麻木、关节酸痛、腰疼腿软等症，久病之人常服可健骨强身，益寿延年。

此酒问世后，黎民百姓、达官贵人纷至沓来，捧碗品尝，酒香扑鼻，人人赞不绝口，于是致中和的生意越做越兴隆，人们还把酿出的酒取名为"郅中和五加皮酒"。

五加皮在我国医用和养生中深得重用，如《桂香室杂记》赞诗曰：

　　　　　　白发童颜叟，山前逐骝骅。

　　　　　　问翁何所得，常服五加茶。

五加皮具有祛风湿、补肝肾、强筋骨等功效，是中医传统的名贵药材。所谓"宁得一把五加，不用金玉满车"，指的就是五加皮具有非常好的疗病、养生价值。现代研究证明，本品还具有抗肿瘤、抗疲劳、降低全血黏度、防止动脉粥样硬化形成等作用。

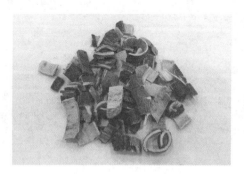

五加皮

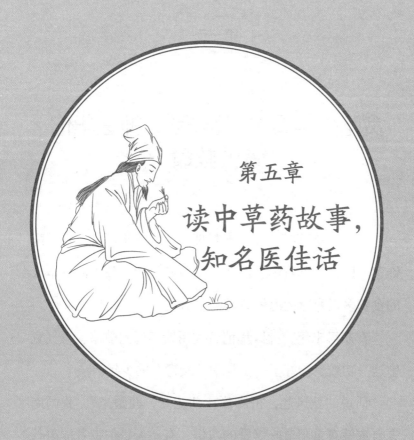

第五章

读中草药故事，
知名医佳话

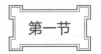

贪吃少年误中"蟹毒"，神医华佗紫苏救命

紫苏又称苏叶，在日本料理中，紫苏是不可或缺的配饰菜。因为紫苏有解表散寒、行气和胃的功效，而日本人的食物多以寒凉的海鲜鱼类为主。

在东汉末年，神医华佗就利用紫苏温阳散寒、行气宽中这一功效，治好了一位身中"蟹毒"的少年。

话说"秋风起，蟹脚痒；菊花开，闻蟹来"，我国南方自古就有重阳节吃螃蟹的习俗，有一天华佗带着徒弟行至沿海一个店铺里吃饭歇脚。期间，只见几位年轻气盛的少年在比赛吃螃蟹，他们狂嚼大吃，狼吞虎咽，眨眼的工夫金黄的蟹壳就堆成一座小塔。

螃蟹虽然肉质鲜美，但因有寒凉之性，吃多了容易胃寒，所以华佗便走上去好言相劝，让少吃一点。不料，这几个纨绔子弟年少无知，一个个吃的正在劲头上，哪里听得华佗的良言，一个个不耐烦地看着眼前这个糟老头子。一个少年还不怀好意地讥刺说道："老头儿，你是不是眼馋了，要不我掰一块给你尝尝？"

华佗听闻此言，十分生气，但因为医者仁心，他不忍心待会儿看着这帮年轻人白白丧命，又跑到前堂给掌柜的说："待会儿不要再卖给他们螃蟹了，不然吃多了会出人命的。"

可这老板正想从这群少爷身上榨取点银子呢，哪里听得华佗的话，一脸嫌弃地将他推到一边，"去去去，你少管闲事，别搅和了我的生意！"

无奈，华佗只能唉声叹气地继续吃酒，不过只过了半个时辰，刚才出言不逊的少年就突然喊着肚子疼，额头直冒虚汗，然后开始满地打滚地哭爹喊娘。

这老板一看也急了，真怕闹出了人命，到时候自己百口莫辩，赶忙差店里的伙计去请郎中。

这时华佗站起来说:"你们不要去请大夫了,我是华佗,我就是郎中!"

当时华佗名声远扬,人人都知道神医华佗,所以一个个先是诧异,想不到刚才自己口中的糟老头子就是神医华佗,继而又赶忙跪下央求说:"华神医,刚才是我们的不是,冒犯了先生,请您发发善心,救救他吧!"

华佗说:"救人可以,但我要你们答应我一件事!"

"别说一件,一千件,一万件都行。你快说是什么事吧。"疼的已经不行的少年哭着哀求。

"今后一定要尊重老人,听从老人的劝告,再不准胡闹!"

"一定,一定。你快救命!"

华佗回答道:"别着急,稍等一等,我去取药来给你治。"

说罢,华佗差徒弟走出酒馆取药,他取的药就在酒店不远处的洼地内,是紫苏叶。华佗拿出紫苏叶让掌柜的熬了几碗汤,叫少年服用后,不一会儿,肚子不疼了,再三向华佗表示感谢。

事后,在一旁的徒弟十分困惑,因为医书上并没有记载关于紫苏解蟹寒之毒的事例。华佗说，紫苏解蟹毒并不是书上所述，而是自己观察得来的。

有年夏天，华佗到河边采药，看见一只水獭逮住了一条大鱼。水獭把大鱼叼到岸边。嚼吃了好一阵，把大鱼连鳞带骨通通吞进肚里，肚皮撑得像鼓一样。水獭撑得难受极了，一会儿在水边躺，一会儿往岸上窜，一会儿躺着不动，一会儿翻滚折腾。后来，只见水獭爬到岸边一块紫草地边，吃了些紫苏叶，又爬了几圈，跳跳蹦蹦地回到了河边，一会儿便舒坦自如地游走了。

鱼肉性凉，而蟹肉也性凉，以紫苏解蟹寒正是华佗向

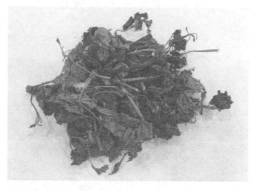

紫苏

水獭学习的。

因为这种药草是紫色的，吃到腹中很舒服。所以，华佗给它取名叫"紫舒"。后来因为"苏"和"舒"同音，慢慢地便口误叫成了"紫苏"。

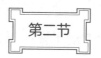

葛洪发现葛根功效

葛根是中药的一颗明珠，养生价值显著，素有"南葛北参"的说法。葛根全身是宝，根、颈、叶、花各有功效，其中葛根花因为善于解酒，所以自古传下了"千杯不醉葛根花"的俗语。

相传，葛根的发现和东晋时期的炼丹家，也就是发明黑火药的道士葛洪有很大关系。

话说古代人炼丹喜欢以天地为熔炉，吸收万物之灵。有一年，葛洪带着弟子来到抱朴峰选了一处曲涧溪流纵横交织之地开始结庐炼丹、清修行道。但是荒山野外的，两位弟子修行不深，不幸在炼丹过程中感染了丹毒，毒火攻心，大便秘结，身上出现了很多红疹。

　　葛洪深谙医术，可是这次也犯了愁，因为他用自己所熟知的草药都不起作用。就在他忧烦不已的时候，夜里，三清教祖托梦给他指点迷津说："此山深处长有青藤，根如白茹，煮熟了让弟子服下，可以治好他们的病。"

　　第二天，按照三清教祖的嘱咐，葛洪找到了所说的青藤，回家后用锤敲碎，挤出白浆，煮熟了让弟子服下，果真没几天弟子的病就好了。

　　于是，葛洪细心研究此草药，总结它的功效，发现它不但能充饥，还具有生津止渴、解肌透疹等功效，一时间青藤的名气传遍了大江南北。而当时，人们还不知道这种青藤的具体名字，因为是葛洪所发现的，有人就将它命名为"葛根"。

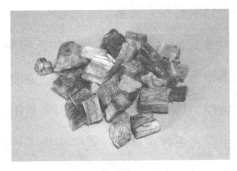

葛根

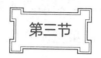

孙思邈与金银花的故事

"金花间银蕊，清雅香怡人"是赞美金银花的。金银花，初开为白色，后转为黄色，因此得名金银花。

金银花自古被誉为清热解毒的良药，《本草纲目》中详细论述了金银花具有"久服轻身、延年益寿"的功效。它性甘寒，气芳香，甘寒清热而不伤胃，芳香透达又可祛邪，可用于各种热性病，如身热、发疹、发斑、热毒疮痈、咽喉肿痛等症，效果均显著。

现代药理分析证实，金银花含有多种人体必需的微量元素，同时含有多种对人体有利的活性酶物质，具有抗衰老、防癌变、强身健体的良好功效。

关于金银花入药的来历，相传是和唐朝的名医大家孙思邈有关。贞观年间，有一次李世民患了重病，太医院的太医们都束手无策，于是唐太宗传旨急召"药王"孙思邈进宫把脉。孙思邈虽然不在太医院担任官职，但他曾数次医好皇亲国戚的重病，所以李世民对他的医术非常有信心。

不过这一次，孙思邈碰了一鼻子灰。他为唐太宗诊过脉，开了药方，几剂下去依然不见起色。难道神医不灵了？唐太宗虽然没有责怪他，但却让他先回家，打算另请高明。

没治好病，孙思邈心里也不痛快。古来成功之人，多是善于钻研之人。孙思邈遇见难题，没有知难而退，而是只身钻进了深山老林，寻找治病良药。

这日，孙思邈行走半天口渴难耐，忽遇一户山民，便前去讨要水喝。这户山民只有姐妹俩，以卖药材为生。她们对这位远来的客人很热情，姐姐用黄色花为他冲了一碗金花茶，妹妹用白色花为他冲了一碗银花茶。孙思邈每样茶喝一口，觉得味甘清淡，止渴清热，就问："这两种花都可以入药？"

姐妹二人听罢，便不约而同地笑了起来："这明明是一种花，怎么在你眼中却是两种花。"

孙思邈丈二和尚摸不着头脑，问："你看这茶中，一黄一白岂不是两种花吗？"

姐姐解释说："这两种颜色的花瓣都来源于同一株花，此花刚开时白色，盛开时变黄，它叫金银花。"

孙思邈听罢，恍然大悟，当下亮明了自己身份，拜两位山姑为师，跟她们学习采药、制药，了解此花的药性。后来，他以金银花为"君"，甘草、生地黄、桔梗为"臣"，配制成"甘桔汤"方剂，一剂就把唐太宗的病治好了。

金银花清热解毒，疏散风热，是夏季清凉解暑的最佳

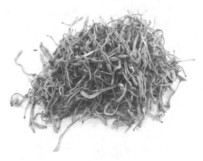

金银花

饮品。"吴中暑月，以花入茶饮之，茶肆以新贩到金银花为贵"。在很早的古代，人们就有到夏天之时饮泡金银花的习惯。

正所谓"忍冬不为诗文贵，药香天色人间春"。金银花虽然不像梅兰竹菊那样受到文人墨客的宠爱，但它静静生长于荒郊野外，只要有水和土就能繁花似锦，并默默显示着治病救人的精神光华，其品质更加可贵。

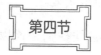

"烂肠草"亦能救人性命

中药中有一味雷公藤，含有剧毒，人称水莽草。

李时珍在《本草纲目》里记载："莽草，又称芒草、鼠草。此物有毒，食之令人迷罔，故名。"生长在滇南者花红，呼为火把花；生长在岳阳者，谓之黄藤。如入人畜腹内，即黏肠上，半日黑烂，又名烂肠草。

关于水莽草，在蒲松龄的《聊斋志异》中，有一则有趣的故事。

话说，古代有一个姓祝的书生，路途中突然口渴难耐，恰巧遇见一位美丽的少女在路旁卖茶，于是就买了一杯痛饮而下。谁知道，这卖茶女原是水莽鬼所化，水中放了剧毒之物——水莽草，祝书生饮下之后，顿时腹痛难忍，很快身中剧毒而死。

水莽，毒草也。误中水莽草之毒而死的人即为水莽鬼，俗传此鬼不得轮回，必须找到替代鬼才可以。所以，在楚中桃花江一带，游荡水莽鬼很多。不过，这祝书生死后，虽然也变成了水莽鬼，但是却不愿找替死鬼害人。

水莽鬼不害人反而救人，这属于稀奇之事，不过这也符合水莽草植物的药用特性。

水莽草有较强的祛风湿、活血通络之功，为治疗风湿顽痹要药，苦寒清热力强，消肿止痛功效显著。据说在很早以前，湖南岳阳黄藤岭一带分布着许多水莽草，当地人都知道此物是剧毒之物，当地人轻生时，只需服下六七片水莽草的嫩芽，就魂归西天，还不了解它的药用价值。

一日，有一位被麻风病折磨得痛不欲生的青年，特地到此采了一把水莽草，煎服一碗，想以此了结生命。不料服后上吐下泻，昏睡了一天，不但没有死，反而全身轻快，病痛去了大半。

一些医生得知这个绝处逢生的故事后，很受启发，试用水莽草煎剂内服治疗麻风病获得成功。后来，水莽草又被称为雷公藤。

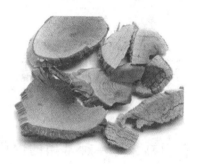

雷公藤

第五节

三月茵陈四月蒿

茵陈，俗称白蒿，是一种常用的中药材植物，性微寒，味苦辛，有良好的清热解毒、利水渗湿的作用。因它经冬不死，到了春天又会因陈根而重新发芽，所以叫茵陈。

民间有"三月茵陈四月蒿"的谚语，意思是三月、四月的茵陈嫩绿，不管是作为食物还是药材，都是最佳的。传说，这一说法还与东汉名医华佗有关。

东汉末年，战乱频繁，老百姓生活在水深火热之中，民不聊生，瘟疫四起。一次，华佗采药归来路遇一个面孔水肿、肌肤发黄的老者，正步履蹒跚地拄拐而行。华佗知道，这是"黄疸"的症状，但是这样病十分难治，当时并没有好的办法。

华佗可怜农夫，为他免费诊脉，得知病情严重，断言数月内必死，便开了一点安慰的药物各奔东西。

半年后，华佗又巧遇到这位农夫，令华佗诧异的是，该农夫不但没有病逝，反而神形和健康人无异。于是，华佗就问他的病是谁给治好的，用了什么药，能让绝"症"逢生。

这位农夫说："如今老百姓日子不好过，像我这样的穷人只能生死由天，还能请什么大夫，吃什么药。"

农夫的话，令华佗更加奇怪了，没吃药，难不成这病是自然好的。于是询问他近些年吃了什么与平常饮食不一致的东西。

农夫回答说："也没有吃什么，这几年闹灾荒，连饭都吃不饱，我就是上山采野菜当饭吃。也亏得苍天有眼，吃了几个月的茵陈，如今感到腿脚有点力气了，如今我连拐杖也扔了。"

这时，华佗恍然大悟，意识到茵陈可以治疗当下流行的黄疸病。从此以后，华佗遇到患黄疸的人，就告诉他们去采野茵陈吃。不过说来奇怪，这茵陈吃了有时见好，有时不见好。

华佗和他的弟子，经过3年的时间，发现茵陈治黄疸有特别强的季节性。茵陈在清明前后万物生发的三四月份采摘，药用效果最佳，等到五月六月万物发叶生枝，力量分散，就没有药效了，只能拿来当柴烧。所以采摘到三四月份的茵陈就有效果，采摘到五六月份的茵陈就没有疗效。华佗感慨着对弟子说："大自然奥妙无穷，看来我们不知道的还很多呢！"

最后，为了让老百姓都知道并且都能记住这个特殊的现象，华佗还编了一句顺口溜："三月茵陈四月蒿"，

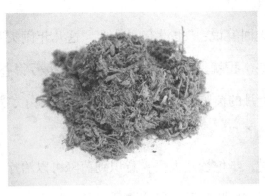

茵陈

以利老百姓牢记相传。这就是"三月茵陈四月蒿"的来历。

现代药理研究表明，茵陈对肝有显著的保护作用，并且能促进胆汁分泌，改善血液循环，降血脂，是食用后有益于健康的"长寿草"。善于烹饪的朋友，可以在家煮茵陈粥，作为药膳服用，有益于身体健康。

第六节

鹿衔草与药王孙思邈的故事

终南山素有"洞天之冠"和"天下第一福地"的美称，现在是环境优美、资源丰富的世界地质公园、国家森林公园。不过在古代，终南山可是一处深山老林，那里生存着老虎、豹子、黑熊、豺、狼等许多凶猛野兽。

话说有一日，一位胆大的猎人深入终南山打猎，突然从草丛中窜出一只金钱豹，直扑猎人，猎人"嗖"一声射出一箭，箭中豹耳！受伤的豹子被激怒，更加疯狂，拼命地舞动双爪向猎人扑去。

猎人大吼一声，拼出全身的力气猛卡公豹的颈部，公豹蹬腿身亡，猎人也身负重伤，昏倒在地。等他醒过来，觉得身体很疼痛，低头一看前胸外衣的兽皮被撕破，皮肉开裂，鲜血直流。他摸出自带的金创药敷在伤口上，但伤口太多、太深，金创药止不住血，他心想估计这次是再也走不出终南山了。

就在绝望之际，他突然听见了一阵鹿鸣。听人说鹿血有起死回生之效，于是他使出吃奶的力气拉开了弓，只听"嗖"一声母鹿惨叫着应声倒地，猎人也再次瘫倒在地。

但是因为猎人手臂受伤颤动，箭未能射中母鹿的要害，仅射中了它的右前腿。只见它用嘴在草丛中翻动、寻找，不一会儿咬断了几枝开着黄色小花的野草，放到腿边，再用嘴咬住箭杆使劲往外拔。箭被它从腿上拔出来后，它咬碎了那几株开着黄色小花的野草敷在自己的伤口上，伤口上的血被止住了！它又在草丛中找到几株开着黄花的野草含在口中咀嚼着……

缓过劲的猎人打算再次开弓射箭，心想这一次再也不能让它逃脱，但恰在放箭之时，突然手臂被人从后边拨开了。猎人一惊，回头一看，只见一位面容清瘦的采药老人，不由得发怒了："你，为什么拦我射鹿？"

"我要及时救你的性命啊。"老人和蔼地说。

"你是谁？"猎人问。

"我是孙思邈。"

猎人听此才知，原来面前这位老人就是人人称颂的药王呀！

"我已身负重伤，鲜血流干时便是死亡之日，你又如何能救得我？听人说医者仁心，救人一命等于施舍千金，为什么为救一只鹿而要我丧命？"猎人埋怨着说。

孙思邈并不辩解，轻轻地扶他躺下，然后快速奔到母鹿跟前。这时母鹿已慢慢地站立起来了！母鹿嘴里还衔着两株开着黄色小花的野草。孙思邈走上前去，一边抚摸鹿背，一边观察鹿的箭伤，又细看鹿嘴里的野草。母鹿像颇解人意似的，伸过头来把口里衔的野草吐在孙思邈手中，然后昂头"呦呦"地叫了一声，扬起四蹄跑开了，不一会就隐没在树林深处。

孙思邈依着手中草的样子，在草丛中，树荫下又采集了一大把开着黄色小花的野草，回到猎人身边。孙思邈把野草放在自己口中嚼成糊状，敷在猎人的伤口上，伤口顿时就不疼了！孙思邈又让猎人吃了一些撕碎的草。不一会儿，猎人自己能站起来了，伤痛几乎全好了！

他向孙思邈深深作了个揖，感谢救命之恩。孙思邈摆摆手说："救你的不是我，而是你刚才想要射杀的母鹿，是它提供的草药止住了你伤口出的血。"

孙思邈接着说："不少动物都认识几种救命的草药，比如地上的蜥蜴被蛇咬伤了，自己就找一种名叫蛇根草的草药给自己解毒治伤。据说灵角龟之所以长寿，是因为它吃了人参和灵芝之故。所以鹿认得疗伤的草药也就不奇怪了。我多年在深山老林中采药，也碰到过口衔着野草奔跑的鹿儿，可不知它衔的是什么草？今日方解此谜，又给人

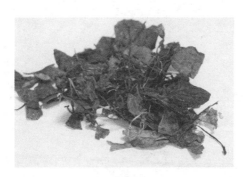

鹿衔草

增加了一味治伤的药啊！要说该感谢你呀！是你使我认识了这种草药啊！"

孙思邈把一株开黄色小花的草药递给猎人说："记住这种鹿衔过的草药吧！你们猎人，以后还能用上。"

猎人接过草药，为了纪念母鹿赠药，便将这不知名的野草称之为"鹿衔草"。

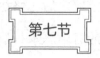

第七节

孙思邈用密蒙花为小白龙治病

在西双版纳，密蒙花开的时候，村里的女人和孩子都会成群结队唱着山歌采摘密蒙花带回家里，然后用棕树的叶儿一束束地捆起挂在篱笆或墙上。每逢喜庆节假时或亲朋好友来访，人们便会取下风干后但仍香气扑鼻的密蒙花煮水做饭。

用密蒙花蒸煮出的糯米饭黄灿灿的，透着浓郁的花香味，他们当地将这种糯米饭称之为"毫楞"。

密蒙花可食用，有较高的药用价值，具有清热利湿、明目退翳的功效。关于密蒙花，在民间还有一则孙思邈用它治好小白龙眼病的传说。

相传，四川保宁府一带在远古时期是一片穷山恶水。

后来，玉皇大帝体恤当地百姓，就派小白龙去治理当地的山水。小白龙到达保宁府之后，恪尽职守，日夜不辞辛苦地呼风唤雨，将原先的穷山恶水打造成处处山清水秀、年年风调雨顺的富饶之地。可谁知，有一年大旱，烟波浩渺的嘉陵江干涸见了底，小白龙降雨累得呕心沥血也无法改变灾情定局。

眼看着当地百姓的庄稼颗粒无收，生灵涂炭，自责的小白龙一时间肝胆俱裂，血泪横流。小白龙从此一病不起，两眼红肿，什么也看不见了。眼睛如果瞎了，如何继续为百姓降雨，小白龙沮丧苦闷之际，恰巧碰到孙思邈入蜀采药。

孙思邈是唐朝的名医，医术十分高超，人称"药王"。仰慕孙思邈的医术，小白龙于是向孙思邈求治病之法。孙思邈仔细为他把了脉，验了舌苔，说："你的病是久郁伤肝所致，肝主目，虽然病得不轻，但肝郁一散，眼睛就能重新恢复光明。"

说罢，孙思邈从身后的药箱里取出了一大把密蒙花，洗净加水熬汤，先是让小白龙喝了一半密蒙花药汤，后用剩下的一半清洗眼睛。在孙思邈的悉心治疗下，不到7天，小白龙的眼睛红肿就消失了，眼睛又变得明亮清澈，看见东西了。

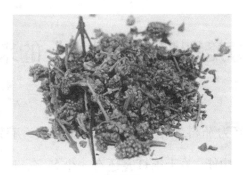

密蒙花

第八节

锦灯笼别名"红姑娘"的来历

锦灯笼为茄科多年生草本，药用果实，有清热解毒、镇咳利尿的功能。关于锦灯笼还有一个名字，叫"红姑娘"。这个拟人化的称谓，大家知道是为什么吗？其中的缘由，得从明朝的本草学家李时珍说起。

李时珍在编写《本草纲目》的过程中，时常翻山越岭，访医采药，相传每次李时珍去深山采药，总喜欢与当地的山民们聊天，向他们请教当地植物的性状，并毫无保留地将自己的医学药学知识传授给山民，为他们治疗疾病。

有一天，李时珍采药归来路过一个村庄，见不少村民正围着一位大娘七嘴八舌地议论。李时珍好奇地凑上去一看，原来是这位大娘的脚扭伤了，村民们用了一些土办法，但还是无法让大娘错位的脚恢复原位。李时珍走进人群当中，主动为大娘治疗，很快大娘扭伤的脚便复原了。

帮助大娘治好了脚疾，天色已经很晚了，好客的村民便留李时珍过夜，李时珍欣然同意。由于天气炎热，又采了一天的药，李时珍的声音有些沙哑。主人家赶紧给李时珍倒了碗水，说这水能治声音沙哑。李时珍喝完，感觉其味苦，便问主人家水里加了什么东西。

夏天听着蝉鸣，主人有意想闲聊几句，便卖了个关子说："关于这个药的来历，您先听我给你讲一个故事。"

话说很久以前，村里有个喜欢穿红衣服的小孩，活泼可爱，大家都叫她红姑娘。有一年秋天，村里庄稼收成好，需要大量的劳动力。红姑娘的父母下地干活，担心孩子乱跑有什么意外，于是便将孩子反锁在屋子里，不让出去。

被关在屋子里的红姑娘十分害怕，哭喊着要妈妈，就这样喊了整整一天，最后把嗓子都哭哑了。而且像红姑娘这样的情况不只是她一个，村里的父母都是这样做的，孩子们一个个声音沙哑，请来大夫也无能为力。

秋收过后的一个下雨天，红姑娘去树林中捡蘑菇迷失了方向，待家里人找到她时已经是第3天了。不过，令人惊奇的是，红姑娘开口说话的声音竟然和以前一样清亮。村民们都以为红姑娘在林中遇上了神仙。红姑娘把篮子里装着的像灯笼一样的果实拿给大人们看，说这几天饿了就吃它，没想到不知不觉声音却好了。于是，人们也纷纷到林中采集这种果实给自家的孩子们吃，很快孩子们就都能"开声"了。

故事讲完后，李时珍意犹未尽，又求着主人专门去看看这种治好孩子们声音嘶哑的神奇植物。李时珍看它开出的果实真的如同灯笼一样，于是便取名为"锦灯笼"，后为了纪念发现这味药的红衣女孩，便又给起了一个别名，叫"红姑娘"。

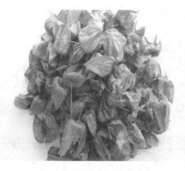

锦灯笼